AF367876

TUBERCULOSE

ET

SANATORIUMS

TUBERCULOSE

ET

SANATORIUMS

PAR

Le Dʳ A. C. TARTARIN

AVEC LA CARTE EN COULEUR DE « L'ARMEMENT ANTITUBERCULEUX »
ET LA CARTE CLIMATOLOGIQUE DE LA CORSE

PRÉFACE

DU Pʳ LANDOUZY

MEMBRE DE L'ACADÉMIE DE MÉDECINE

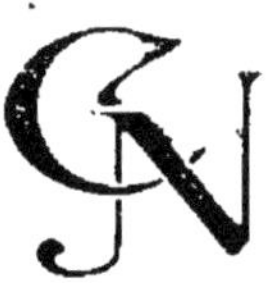

PARIS

C. NAUD, ÉDITEUR

3, RUE RACINE, 3

———

1902

PRÉFACE

Nombreux sont les lecteurs qui sauront gré au Dr Tartarin d'avoir réuni les articles (1) dans lesquels, l'an dernier, il étudiait certains des moyens propres à lutter contre la tuberculose : ils lui sauront gré de faire servir à l'éducation de tous, les impressions, les enseignements, les documents, les pensées qu'il a recueillis non pas au hasard de la route — car ses voyages, comme ses lectures, comme ses enquêtes, avaient expressément la tuberculose pour objet — mais au travers des préoccupations qu'il marque de servir la cause de la maladie populaire.

(1) *Union républicaine d'Ajaccio,* n[os] du dimanche, mars à mai 1901.

C'est tout le monde, aujourd'hui, qui commence à comprendre que la solidarité nous étant imposée par les lois de nature, autant qu'elle nous est enseignée par la Morale, il y va de l'intérêt de tous que les risques de tuberculose soient moindres pour chacun.

C'est tout le monde qui veut savoir quels sont, à l'user, les meilleurs, les plus pratiques parmi les moyens, parmi les méthodes employés, ou proposés, à l'étranger comme en France, pour lutter contre le péril commun.

Moyens multiples, méthodes diverses ayant chacun leurs avantages, suivant le but particulier poursuivi, comme suivant le pays d'application et le milieu social.

L'esprit plutôt que la lettre de la lutte aujourd'hui engagée en tous pays contre la tuberculose devrait être médité, puisque nous ne saurions, sans nous exposer à de douloureux mécomptes, vouloir, en France, combattre la tuberculose avec des armes qui, pour être excellentes chez nos voisins, risquent d'être moins efficaces chez nous, parce que certaines conditions de vie, parce que les mœurs, les lois, sont autres sinon différentes.

Si c'était le lieu de développer cette pensée, nous trouverions nos arguments péremptoires dans la manière diverse, avec des succès analogues, dont l'Allemagne et l'Angleterre ont conçu et mené leurs plans de campagne contre la phtisie.

·Tandis que c'est aux sanatoriums que l'Allemagne doit les victoires déjà remportées, c'est à sa législation qui, dans le Royaume Uni gouverne la santé publique, que l'Angleterre doit d'avoir réussi à alléger sa morbidité, notamment sa morbidité tuberculeuse.

C'est par l'emploi concurrent des deux méthodes, allemande et anglaise, que, nous, nous entendons engager la lutte antituberculeuse, et ce sont même tous les efforts, aussi bien ceux de l'État que ceux plus virils et plus intenses de l'initiative privée, que veut rassembler en un faisceau solide la Fédération des Œuvres antituberculeuses dont hier M. le Président de la République voulait bien accepter le parrainage.

Œuvres antituberculeuses, multiples et diverses, ayant chacune leur place au combat, puisque les unes : par l'éducation, par la prévoyance, par l'assistance des prédisposés (élevage des enfants à la montagne, à la campagne, à la mer) ; puisque les autres, par les logements salubres, par les dispensaires, par les sanatoriums, ont pour but de diriger leurs efforts contre cha-

cune des causes préparantes et occasionnelles de
la tuberculose.

Le livre du Dr Tartarin rappellera à ceux qui
pourraient encore l'ignorer, comment et pourquoi, en matière de sanatoriums à fonder et à
entretenir, nous sommes en France, économique-
ment et financièrement parlant, aussi dépourvus
que les Allemands sont à l'aise.

Les premiers chapitres qu'on va lire rediront :
— sur quelles bases repose en Allemagne l'institution d'Etat qui a fait les sanatoriums ce
qu'ils sont — comment les socialistes, en se mettant à la tête du mouvement antituberculeux,
ont conquis avec l'aide de Bismark les « Socialgesetze », les assurances obligatoires ouvrières contre la maladie et l'invalidité, assurances obligatoires d'où sont nés les sanatoriums.

Redire une fois de plus que ce sont les caisses
d'assurances qui créent et entretiennent les sanatoriums, c'est, du même coup, montrer que
c'est par de tous autres moyens que des moyens
législatifs que nous avons pu en France fonder
nos premiers sanatoriums, de même que, jusqu'à
hier, la France manquait d'une loi sur la santé
publique qui faisait la force de l'Angleterre.

En deux mots le socialisme d'État allemand,

les mœurs et les lois anglaises ont permis à nos voisins de lutter contre la tuberculose, tandis que nous, nous n'avions pour nous ni les lois, ni les mœurs ; la lutte était engagée chez nous par des bonnes volontés, par des initiatives privées qui étaient comme des âmes sans corps, qui étaient comme autant de guerillas voulant marcher à l'ennemi, sans être appuyées par des troupes régulières, bien armées, bien commandées, bien encadrées, se sentant les coudes.

En Allemagne, deux établissements surtout, parmi ceux qu'il a visités, ont retenu l'attention du Dr Tartarin qui nous les raconte en détails.

Planegg, avec son luxe un peu factice où parmi les splendeurs des forêts verdoyantes et des parcs à l'anglaise les pensionnaires promènent l'ennui de leur désœuvrement.

Grabowsee, fait de bribes et de morceaux, lazaret d'abord, puis champ d'expériences, sanatorium enfin, presque modèle en son genre et dont l'historique seul est une instructive leçon de choses.

Un fait, entre autres, à Grabowsee l'a frappé et il faut lui savoir gré de nous l'avoir signalé : c'est la *question du travail des tuberculeux* dans les sanatoriums populaires.

Ces quelques pages, intéressantes au point de vue social, aussi bien qu'au point de vue purement médical, avaient d'ailleurs fourni un article remarqué publié par la *Revue Bleue* en août 1901.

En corollaire de Grabowsee, des chiffres pleins d'intérêt montrent comment les fondateurs ont su tirer parti de la situation et comment ils ont réussi à faire beaucoup en dépensant peu.

C'est justement pour montrer — comme nous le disions plus haut, — comment et avec quelle multiplicité de moyens et d'œuvres, s'était chez nous engagée la lutte antituberculeuse, que le Dr Tartarin a cru devoir reproduire le *catalogue de l'Exposition* que nous avions portée l'an dernier au Congrès de Londres.

C'est dans le même ordre d'idées que le Dr Tartarin publie la *carte* (inédite) *climatologique de la Corse* qui figurait à côté de la carte de France sur laquelle nous avions pris soin de représenter toutes les ressources que notre pays, si riche en climats d'altitude, de plaine, de forêts et de mer, offre pour la protection et la défense des menacés comme pour les atteints de tuberculose.

C'est avec grand sens que le Dr Tartarin soulève la question de savoir comment les mutualités — puisque les mutualités sont une institution française, et qu'il importe de faire non une copie servile des lois allemandes d'assurances, mais une adaptation à l'usage de l'ouvrier français — comment les mutualités peuvent participer à la construction et à l'entretien des sanatoriums, et jusqu'à quel point elles peuvent jouer en France, en attendant mieux, le rôle que jouent au delà du Rhin les Assurances ouvrières.

Le livre du Dʳ Tartarin, déjà si plein d'idées et de choses qui font penser autant qu'elles instruisent, se termine par l'évocation — si l'on peut ainsi parler — de cette question du plus haut intérêt.

De bons esprits pensent que c'est du côté des mutualistes que se recruteront le plus de forces et les meilleures armes pour combattre la tuberculose.

Il nous paraît immanquable que les mutualités ne prennent conscience des obligations auxquelles la solidarité naturelle et morale les astreint en matière de tuberculose.

Il nous paraît immanquable que les mutualités n'établissent d'ores et déjà des caisses antituberculeuses qui permettront de traiter en sanatoriums ceux de leurs affiliés atteints et de secourir la famille momentanément privée de son chef.

C'est par pareils subsides souscrits par les mutualités que — en attendant, à défaut des lois, que nos ouvriers mettent dans leurs mœurs l'assurance contre la maladie — les sanatoriums populaires, tel celui de Bligny (1), pourvoiront à leur mission : celle de soigner les malades qui leur sont adressés par les dispensaires ; celle d'être un instrument de guérison pour le malade, une sauvegarde pour son entourage, la meilleure leçon de choses que je connaisse. Par le sanatorium ne convertissons-nous pas le public à deux idées qui, jusqu'à hier, manquaient à l'éducation des gens éclairés aussi bien qu'à l'éducation du populaire : la *curabilité* de la tuberculose d'abord ; son *évitabilité* ensuite, celle-ci désormais obtenue par les enseignements et les habitudes d'hygiène que rapportera le tuberculeux rendu à la famille, à l'atelier, à l'usine, au village, au lendemain de sa guérison.

Ces quelques lignes en disent assez pour informer le lecteur qu'il trouvera dans le livre du Dr Tartarin beaucoup de faits, beaucoup d'idées

____

(1) Sanatorium de 125 lits d'hommes, construit en Seine-et-Oise, par la Société des sanatoriums populaires pour adultes (Société reconnue d'utilité publique).

auxquels nul aujourd'hui n'a le droit de rester indifférent, l'indifférence étant ici coupable et dangereuse : coupable parce qu'il est mal de rester indifférent à la tuberculose qui frappe tant de gens autour de nous ; dangereuse, parce que cette indifférence pourrait faire que, par des manquements à l'hygiène, chacun de nous fût atteint lui-même, la crainte de la contagion (crainte éclairée, raisonnée et non point inconsidérée) étant le commencement de la santé !

Pr LANDOUZY.

Paris, mai 1902.

TUBERCULOSE

ET

SANATORIUMS

I

On dit que tout finit par des chansons, en France ; en Allemagne, on pourrait dire que tout aboutit à des « Instituts ». Il y en a de toutes sortes et pour les choses les plus inattendues : depuis les « Instituts d'inhumation » — avec annexes pour les magasins de cercueils — jusqu'aux « Instituts pour oiseaux » où l'on apprend à siffler aux serins et à parler aux perroquets... Il y a les « Instituts de danse » où les couples évoluent, très graves, sous les ordres d'un maître de cérémonies qui commande en français : « Balancez vos dames !... Pastourelle !... »

Cette manière de considérer l'existence de telle sorte que chaque détail donne lieu à une science, cette tendance à tout enrégimenter for ment une des caractéristiques de l'esprit allemand. Il eût été dès lors bien étonnant que ce caporalisme inévitable n'eût pas mis sa marque sur l'art de guérir, et c'est ainsi que l'on est arrivé à la conception du *Sanatorium pour tuberculeux*. Ici précisément, ce travers de la race est devenu une qualité admirablement exploitée. En effet, si le sanatorium avec ses règlements inflexibles, son mode de recrutement des malades forcés de s'y rendre sur ordonnance du médecin, ressemble un peu à une caserne, il faut avouer que c'est là seulement que l'ouvrier tuberculeux peut être traité avec succès.

Soustrait aux influences de son milieu habituel, le malade peut plus facilement suivre son traitement complet, qui consiste surtout à vivre au grand air, à se reposer, à se suralimenter.

En même temps, il fait son éducation hygiénique : le sentiment du danger qu'il court l'a rendu plus attentif et plus apte à s'instruire.

« Nul doute que, rentrés dans leur famille,
« les malades ne se souviennent des leçons reçues,
« et n'influencent aussi favorablement leur
« milieu, en introduisant dans la vie populaire
« des coutumes et des précautions de nature à
« prévenir le développement des maladies »
(Dr Pannwitz, Rapport au Congrès de Berlin. 1899).

L'esprit allemand se complaît dans les idées générales ; il n'est guère satisfait que lorsqu'il est arrivé à établir d'une façon absolue que sa création est la perfection du genre — peut-être un peu trop dédaigneux par ailleurs des travaux, qui ont été faits auparavant et dont il a pu profiter.

C'est ainsi encore que, le sanatorium étant une idée allemande, le « *Congrès International* » tenu à Berlin, au mois de mai 1899, pour « *la lutte contre la tuberculose* » n'a eu d'autre but que de faire prévaloir cette idée allemande et de consacrer officiellement le principe du sanatorium, en tant que moyen d'action contre la phtisie.

En même temps, — car de travailler pour l'humanité et de soulager les misères du prochain ne doit pas empêcher de s'occuper de ses affaires — c'était une œuvre de patriotisme scientifique et une réclame intense pour l'industrie et le commerce allemands, puisque parallèlement au congrès, il y avait une « Exposition d'hygiène » ouverte à grand fracas et où le P^r von Leyden avait prononcé un discours officiel.

Le Pr Landouzy s'est élevé contre cet absolutisme qui croit avoir tout dit avec un mot ; il a protesté contre l'esprit simpliste de ces « théra-

« peutes d'équation pour lesquels la cure de
« sanatorium est la médication spécifique de la
« tuberculose, comme la quinine est le spéci-
« fique de la malaria. »

Landouzy a reproché à la méthode allemande
de ne pas tenir un compte suffisant de ces « adjuvances climatériques » altitudes variées, bord
de la mer, eaux minérales, à l'aide desquelles on
guérissait déjà la phtisie avant l'apparition du
sanatorium, et dont nous disposons presque à
l'infini dans notre merveilleux pays de France.

Cette restriction étant posée, Landouzy se
range à l'avis des Allemands : il admet que le
« sanatorium, envisagé dans son principe plus
« que dans sa forme, est vraiment, en manière
« de prophylaxie comme en manière de curation
« tuberculeuse, le « primum movens », la base
« indestructible sur laquelle s'étaient les efforts
« de la « natura medicatrix » (1).

On a été quelque temps en France avant de
suivre l'exemple donné par l'Allemagne ; puis il
semble qu'il y ait eu une sorte d'engouement,

____

(1) P{sup} Landouzy. Cure de sanatorium simple et associée. Paris, Carré et Naud, 1899.

dont on aurait déjà comme un remords. Il faudrait mettre les choses au point. Entre le « tous au sanatorium » des Allemands et le dédain que l'on aurait peut-être tendance à témoigner dans le public à cette institution depuis le rapport du Dr Brunon à l'Académie de Médecine, — il y a de la marge. Le Dr Brunon a dit des choses fort justes et sur plus d'un point nous sommes d'accord avec lui. Mais il est d'autres considérations qu'il n'a point mentionnées..... Nous ne voulons rien préjuger maintenant.

Ayant visité bon nombre de ces sanatoriums et après avoir étudié la chose sur place, nous avons pensé qu'il pourrait être de quelque intérèt de publier ces notes prises au cours d'un récent voyage en Allemagne.

Le tuberculose est plus que jamais à l'ordre du jour ; il est bon de se rendre compte du fonctionnement et de l'économie intérieure de ces établissements, de rechercher quels résultats pratiques ils ont donnés, et de voir le profit que nous pouvons en retirer, en les adaptant au caractère et au tempérament français.

Le premier sanatorium fut bâti à Goerberzdorf en Silésie par Brehmer en 1854, Brehmer, qui a posé le premier le principe du traitement hygiéno-diététique de la tuberculose : le repos étendu, la vie au grand air, l'alimentation substantielle, formant la triple base de ce traitement.

Les débuts pour Brehmer furent extrêmement pénibles : malades et médecins se liguaient à l'envi contre le maître. Ce ne fut que vingt ans après, en 1875, qu'un deuxième sanatorium s'ouvrit sous la direction du Dr Dettweiler, le disciple le plus fervent de Brehmer et qui a fait école avec son établissement célèbre de Falkenstein, en Taunus.

Les gros propriétaires de Francfort-sur-le Mein, qui avaient confiance dans le succès de l'entreprise, avaient fourni les capitaux en spécifiant qu'ils ne pourraient jamais prélever sur les bénéfices d'intérêt supérieur à 1 pour 100.

Le surplus devait être employé en améliorations et servir à fonder aussitôt que possible une œuvre charitable (sanatorium populaire) en connexion avec l'établissement.

On voit donc que les premiers sanatoriums n'ont guère été autre chose au début que des maisons de santé fermées, à l'usage des gens riches et dont les capitaux, malgré les tempéraments humanitaires apportés au contrat de société, ont été fournis dans un but lucratif.

C'est plus tard seulement que l'initiative privée

de simples particuliers ou les sociétés de bienfaisance ont entrepris la construction de sanatoriums, destinés aux ouvriers tuberculeux.

La Croix Rouge, les Associations de convalescents, les différentes ligues régionales ou locales pour la « Lutte contre la tuberculose » comptent parmi leurs membres les personnages les plus haut placés et sont sous la directe protection des princes et du gouvernement. A leur tête se trouve l'élite des médecins allemands, les Leyden, les Ziemssen, etc.

Enfin, en octobre 1895, il s'est fait à Berlin « sous le patronage de l'impératrice et la prési-« dence du chancelier de l'Empire, un Comité « central pour la construction de sanatoriums « pour poitrinaires. — Ce comité est devenu le « noyau central du mouvement.

« Il s'occupe de rassembler les fonds néces-« saires, et sans porter atteinte au caractère « individuel de chaque entreprise séparée, il « donne à l'ensemble des efforts l'unité néces-« saire » (La *lutte méthodique contre la tuberculose en Allemagne,* rapport présenté au Congrès de Berlin par le Dr Pannwitz, secrétaire général du Congrès).

En trois années, il s'est fondé, sous la direction du Comité central, une cinquantaine d'établssements pour les poitrinaires indigents.

Mais il est un autre élément qui, plus encore que les sociétés privées de bienfaisance et que la Croix-Rouge, a contribué à développer en Allemagne l'idée du sanatorium pour ouvriers : c'est l'institution d'état des assurances contre la maladie, contre l'invalidité et contre la vieillesse.

Pendant ces dernières années en effet, ce sont les caisses de ces assurances qui, ou bien ont construit elles-mêmes directement des sanatoriums pour leurs assurés, — ou bien ont fourni les capitaux qu'elles mettaient à la disposition des œuvres de bienfaisance, en ne réclamant qu'un intérêt minime, ou même sans intérêt, en se réservant seulement quelques privilèges.

Évidemment, en agissant ainsi, ces caisses d'assurances ont eu comme premier mobile l'ardent désir de venir en aide aux classes laborieuses ; mais il s'est trouvé aussi qu'en ce faisant, elles ont réalisé de très sérieuses économies et que leur propre intérêt coïncide avec celui du prolétariat.

Pour bien comprendre ceci, il est nécessaire de dire quelques mots de la législation, qui régit en Allemagne les assurances ouvrières.

Elle se rattache d'autant plus à notre sujet que c'est grâce à elle seule que nos voisins peu-

vent espérer maintenant arriver à circonscrire le
fléau et lutter avec succès contre cette maladie
sociale, la plus terrible de toutes, — la tuberculose.

II

Les assurances ouvrières.

C'est un des souvenirs qui me tiennent le plus
au cœur que celui de cet après-midi de Berlin,
passé chez le Dr Friedeberg, et je m'en voudrais
de ne pas mettre son nom en tête de ce chapitre.

Le Dr Friedeberg, secrétaire de la commission centrale des « caisses de malades », médecin de confiance du « Berliner Arbeitervertreter
Verein » était l'homme qui pouvait le mieux me
mettre au courant de cette question si compliquée
des *Assurances ouvrières*. C'est ce que m'avait
dit le médecin de l'ambassade de France, en me
donnant pour lui une carte d'introduction.

L'accueil avait été bien tel que j'avais prévu et
comme j'avais souhaité : les deux mains tendues,
un bon sourire de bienvenue, sans phrases com-

plimenteuses... Il m'avait dit : « Vous permet-
« tez, n'est-ce pas, que je vous fasse attendre ?
« C'est la fin de ma consultation, et les deux per-
« sonnes qui sont là doivent retourner à leur
« travail. »

Et patiemment j'avais attendu. D'ailleurs, la
verve moqueuse du visiteur que l'on fait poser
n'avait rien à reprendre ici. La physionomie de
ce salon d'attente, tout simple, très digne, très
en harmonie avec le caractère de ce quartier de
travailleurs, m'avait plu comme m'avait séduit
celle du maître de céans.

Il faudrait, pour traiter ces matières arides, re-
trouver la clarté de Friedeberg, faire passer dans
ces lignes l'émotion de sa voix prenante et chaude,
dégager comme lui de cette foi ardente, qui ignore
les découragements et qui remue les mondes.

. . . .

⁎
⁎ ⁎

La législation allemande actuelle sur les assurances ouvrières comporte trois décrets, dont le
premier relatif aux *assurances contre la maladie*
(Krankenversicherungsgesetz) remonte au 15
juin 1883.

La deuxième (1884) concerne les *accidents du
travail* (Unfallgesetz).

Le troisième (1886) régit les assurances contre *l'invalidité et la vieillesse* (Invaliditäts-und Alterversicherungsgesetz).

L'ensemble de ces décrets porte en Allemagne le nom de « Socialgesetze ». Guillaume Ier et Bismarck avaient compris l'intérêt qu'il pouvait y avoir à développer par ce système l'esprit de prévoyance chez les populations ouvrières. Mais c'est le parti socialiste qui avait pris l'initiative du mouvement, et c'est bien à lui qu'en revient l'honneur.

Il faut espérer que, de notre côté, en France, nous n'en resterons pas à la loi du 16 mai 1899. — Si nous insistons, c'est qu'en l'espèce ces « Socialgesetze » touchent particulièrement à notre sujet. Sans eux en effet, il eût été impossible de fonder, rapidement, dans tous les coins de l'Allemagne, ces sanatoriums, qui permettent d'appliquer le traitement hygiéno-diététique sur place de la tuberculose.

Il y a en Allemagne un principe d'état : tout individu qui ne gagne pas plus de 1 800 francs par an, est forcé de par la loi de s'inscrire à *la caisse d'assurances contre la maladie* de sa corporation ; s'il est charpentier, il se fera inscrire à la caisse des charpentiers ; à la caisse des maçons s'il est maçon, etc...

Il doit en outre être assuré *contre la vieillesse et l'invalidité*.

Enfin, s'il travaille dans une usine où l'on occupe plus de dix ouvriers, et où on emploie la vapeur, il doit être également assuré contre *les accidents*.

Nous pouvons tout de suite, et pour plus de clarté, éliminer cette dernière classe d'assurances, qui n'a pas de rapport avec notre sujet. Nous indiquerons seulement, en passant, la façon ingénieuse dont les entrepreneurs ont paré aux nouvelles charges que leur imposait la loi. Ils se sont réunis en syndicat et ont passé avec les « caisses de malades » un contrat aux termes duquel ils interviennent directement, dans le seul cas où l'accident exige plus de treize semaines de soins.

Les assurances prennent à leur charge les accidents moins graves et qui exigent moins de temps pour guérir. Or, dans la pratique, de 85 à 95 pour 100 des cas guérissent dans les treize premières semaines...

*
* *

Mais revenons aux « caisses d'assurances contre la maladie ». Les 2/3 de la prime sont dûs par l'ouvrier, l'autre tiers par son entrepreneur. Le paiement s'effectue au moyen de timbres spéciaux, que l'on trouve dans tous les bureaux de poste et que l'ouvrier colle lui-même chaque semaine sur son carnet d'assurances. Cette prime varie suivant la ville d'abord, suivant la corporation, suivant la classe à laquelle appartient l'ouvrier, c'est-à-dire suivant son gain journalier. Elle peut être encore pour un même assuré modifiée d'année en année, selon les dépenses ou les économies que la « caisse » aura pu faire — car, tout en relevant directement de l'État, les caisses jouissent d'une certaine autonomie et se gèrent comme elles l'entendent.

Des exemples fixeront mieux les idées.

A Münich, un ouvrier maçon paie pour la troisième classe 24 pfennige (30 centimes) par semaine ; son entrepreneur, 12 pf. (15 centimes).

A Berlin, un manœuvre donne 36 pfennige (45 centimes) par semaine à l'assurance, son entrepreneur 18 pf. (22 centimes 1/2).

En retour « la caisse » s'engage, en cas de maladie de l'assuré, à lui verser une indemnité proportionnée à sa cotisation : auparavant, c'était le tiers ; maintenant, c'est, presque partout, la moitié du gain journalier.

Reprenons les exemples. A Berlin, un apprenti touche 75 pfennige par jour (pas tout à fait 85 centimes). Un ouvrier reçoit de 1 mark 50 (1 fr. 80 environ) à 4 marks (5 fr.) par jour au maximum — dans lesquels on comprend pour 1 mark l'entretien de la famille du malade. A Münich, le même ouvrier maçon qui payait 24 pfennige par semaine, recevra un mark 50 par jour s'il est marié (1).

De plus, si le malade reste chez lui, il reçoit gratuitement les soins du docteur et les médicaments.

L'assurance doit ces indemnités pendant un nombre de semaines, qui varie suivant les caisses et les villes de treize à vingt-six.

On comprend dès lors pourquoi les « caisses » ont un intérêt purement matériel à voir diminuer le nombre des malades et à les guérir le plus rapidement possible; quelques-unes, en effet, sont écrasées sous les charges, qui sont énormes, proportionnellement à leur budget. Témoin, la « caisse de malades » des orfèvres de Berlin, une toute petite caisse, qui compte à peine 1 700 membres, et qui dans le cours de deux années a dépensé environ 30 000 marks (37 500 francs) pour 26 tuberculeux.

* *

---

(1) L'indemnité est quelque peu réduite pour l'ouvrier célibataire.

La tuberculose est, en effet, de toutes les maladies qui s'attaquent à l'homme la plus meurtrière et la plus répandue.

Les statistiques nous apprennent qu'en France chaque année *cent cinquante mille* personnes succombent à la phtisie ; sur ce tableau sinistre la ville de Paris seule figure pour à peu près *douze mille* (1).

Ici, nous laisserons la parole au Dr Friedeberg, que nous nous contenterons de traduire textuellement.

« Les publications du Reichsgesundheits-
« amt (2) vous ont appris que 33,1/2 pour 100
« environ, c'est-à-dire le tiers de la population
« ouvrière de l'Allemagne, succombe à la phti-
« sie (3). Si l'on prend maintenant la population

---

(1) Lorsqu'une épidémie de peste ou de choléra menace l'Europe, les gouvernements sont troublés, ils réunissent des conférences pour rechercher les mesures préservatrices, ils édictent des mesures qui sont souvent hors de proportion avec le danger couru et pourtant jamais une de ces épidémies n'a fait autant de victimes que la tuberculose. La plus meurtrière des épidémies de choléra a tué, en deux ans, 1856-57, 120 000 personnes en France, alors que la tuberculose en tue 150 000 chaque année. (Pr Brouardel, La Lutte contre la Tuberculose.)

(2) Office sanitaire de l'Empire.

(3) L'auteur entend que sur 100 décès d'ouvriers, le tiers environ est dû à la tuberculose ; ces statistiques sont générales et ne portent pas sur une année.

« industrielle, les proportions deviennent encore
« plus défavorables. Les statistiques, que nous
« avons établies pour différentes grandes villes,
« montrent que partout où il y a une population
« industrielle dense, la mortalité par la tuber-
« culose saute des environs de 30 à 40 et à 50
« pour 100, que dans les « caisses de malades »
« des grands centres, la tuberculose tue en
« moyenne un ouvrier sur deux. »

« (Écoutez ! Écoutez !) Ceci est un fait de
« haute signification ; mais pour bien lui donner
« toute sa valeur, il vous faut songer que la phtisie
« n'est pas une affection qui touche l'homme
« seulement après une vie longue et remplie par
« le travail et l'enlève au bout de quelques jours ;
« c'est une maladie qui le terrasse à la fleur de
« l'âge viril, de 20 à 40 ans, après de longues
« et pénibles souffrances. Alors vous comprendrez
« l'importance de la tuberculose précisément
« pour le prolétariat industriel. Si nous considé-
« rons les chiffres qui ont été calculés ici, à Berlin,
« nous verrons que la mortalité par la tuber-
« culose est de 35 pour 100 à la « caisse locale
« de malades » des maçons ; elle est de 41 pour
« 100 chez les charpentiers, 45 pour 100 chez les
« imprimeurs, 54 pour 100 chez les tanneurs, 60
« pour 100 chez les passementiers, 64 pour 100
« chez les relieurs, 65 pour 100 chez les tapissiers

et 85 pour 100 chez les doreurs (1) » (Dr Friedeberg. Rapport au Congrès International de Berlin, mai 1899).

C'est pourquoi, en se plaçant d'abord au point de vue purement humanitaire, les « caisses de malades » ont entrepris la lutte contre la tuberculose, afin de soulager parmi leurs adhérents la misère et le dénument, qui sont le cortège de la phtisie.

Mais si l'on considère aussi les intérêts matériels de ces caisses, on comprendra comment, écrasées sous les indemnités à payer à des tuberculeux soignés chez eux, qui ne guérissaient pas et contagionnaient leur famille, elles ont préféré construire des sanatoriums.

Sans vouloir parler de guérison radicale au sens anatomique du mot — et elles ont été nombreuses — 70 pour 100 des cas traités obtiennent une « guérison au sens pratique », c'est-à-dire que « l'homme qui avant le traitement « était en danger de mort, ou tout au moins « incapable de gagner sa vie, en sortant du sana-« torium à la suite d'un arrêt ou même d'un « recul de maladie résultant de la cure, jouit à

---

(1) Je répète que ces statistiques portent sur des décès et indiquent le nombre pour 100 des décès dus à la tuberculose.

« nouveau et de façon relativement durable de
« tous les avantages de la santé (1) ».

** **

Et puis le sanatorium n'est pas seulement un
hôpital, et il faut revenir sur ce point sur lequel
insistent beaucoup les Allemands ; c'est aussi une
école pratique d'hygiène : c'est-à-dire qu'il supprime encore des causes de contagion pour l'avenir
et qu'il fera plus à ce point de vue que toutes les
conférences, les brochures ou les affiches multi-
pliées par les ligues antituberculeuses. Il n'y a qu'un
ouvrier, revenant d'un sanatorium, qui pourra
avoir dans sa famille assez d'influence pour
apprendre aux siens qu'il ne faut pas cracher par
terre, que le lait doit être bouilli, que l'on peut
nettoyer un appartement sans balai, ni plumeau,
qu'il faut aérer...

Les chances de guérison augmentent, si l'on
commence à traiter la tuberculose à son début.
Aussi les « caisses » recommandent-elles à leurs
médecins de veiller attentivement aux premiers
symptômes du mal, et d'en faire autant que
possible le « diagnostic précoce ».

---

(1) La lutte méthodique contre la tuberculose, par le
Dr Pannwitz, secrétaire général du Congrès de la tuberculose. Berlin, 1899.

Dès que ce diagnostic est établi, le tuberculeux ou même simplement le « candidat à la tuberculose » doit passer au sanatorium — qu'il le veuille ou non.

Les « caisses de malades » ne lui demandent pas son avis ; elles ont compris qu'en matière aussi grave, le sentimentalisme n'était pas de mise et qu'il fallait une règle absolue (1).

Les frais de cure dans les sanatoriums allemands montent actuellement à 3 marks par jour (3 fr. 75). C'est la « caisse des malades » qui doit les acquitter ; quand ce n'est plus elle qui intervient, c'est l' « Assurance contre l'invalidité et la vieillesse » d'abord, puis, la ville ; dans certains cas, l'État.

Enfin il faut songer à la famille du sanatorié. C'est un point d'une importance capitale, non seulement pour cette famille, mais pour le malade lui-même. Il doit pendant sa cure ignorer les préoccupations et les soucis. Ne serait-ce point une torture morale pour lui de songer, pendant qu'il est là, ayant tout à sa disposition, nourriture surabondante, grand air, confort même, qu'on a faim chez lui et qu'on y crie misère ?

---

(1) Les moyens de coercition dont elles disposent sont d'abord la suppression de l'indemnité de maladie, la perte des droits électoraux pour les récalcitrants...

Là encore, la « caisse de malades » paie ; en 1899, elle donnait à la famille du sanatorié la moitié de l'« indemnité de maladie », c'est-à-dire le quart du gain journalier. Pour les familles nombreuses et notoirement nécessiteuses, c'est encore elle qui fournit des secours en nature ou qui fait des avances de fonds. On comprend que les caisses succombent sous de telles charges et qu'elles deviennent impuissantes. Aussi les socialistes tendent-ils à leur demander uniquement l'entretien des malades et de leur famille, qui toucherait intégralement l'indemnité de maladie ; ils réclament l'intervention de l'État pour faire bâtir les sanatoriums aux frais des « *Assurances contre la vieillesse et l'invalidité* ».

Ces institutions sont en effet puissamment riches et possèdent plus de 700 millions de marks. Il est facile de comprendre pourquoi.

La cotisation à peu près équivalente à celle des « caisses de malades » se règle moitié par l'ouvrier, moitié par l'entrepreneur. L'indemnité se touche, ou lorsque l'ouvrier atteint 70 ans, ou lorsqu'il est d'une façon quelconque devenu invalide.

Mais l'ouvrier atteint rarement 70 ans et quand il y arrive, il ne jouit pas pendant longtemps de la modeste rente qu'on lui sert (120 marks — 150 francs). Les invalidités partielles sont réglées suivant les villes, et d'après les gains journaliers des assurés. — Quant à l'invalidité absolue, par exemple l'incapacité absolue de travailler résultant d'une maladie comme la tuberculose, il faut pour l'établir prouver que, par aucune espèce de travail, même en dehors de sa profession, l'ouvrier ne peut plus atteindre un gain journalier fixé par les règlements. Avec ce système, les « assurances » ont fait fortune et leurs adhérents semblent fondés à réclamer d'elles la construction de ces sanatoriums, qui mettra le prolétaire à l'abri des invalidités qu'engendre la tuberculose.

.   .   .   .

*
* *

Voilà ce qu'on fait en Allemagne. Pour difficile que paraisse à faire la besogne chez nous avec notre vieux fond de blague, notre perpétuel besoin d'indiscipline, il n'en est pas moins vrai que la chose mérite d'être étudiée.

C'est au législateur à savoir ce qu'il faut laisser et ce qu'il faut prendre, et comment l'adapter à notre tempérament.

Il faut en France des institutions semblables à celles de nos voisins. — Sans quoi, ainsi que le disait au Congrès l'empereur Guillaume au P\ Brouardel, « vous ne pourrez rien faire contre « la tuberculose — et vous serez débordés ! »

III

Sanatoriums populaires. — Planegg.

Les enthousiastes de Wagner, qui chaque
année vont à Bayreuth, ne manquent pas de
s'arrêter à Münich, ne fût-ce que pour un pèle-
rinage au lac de Starnberg, où le protecteur et
l'ami du maître se noya en compagnie de son
médecin. Ils devraient bien en passant à Planegg,
la deuxième station après Münich, aller visiter le
« Sanatorium populaire » et rapporter en France
l'idée d'élever pour nos ouvriers quelques établissements semblables.

En effet, les « assurances ouvrières » dont nous
parlions ont bien ici réalisé en partie les desiderata des socialistes : les « caisses de malades »
continuent à faire les frais d'entretien de leurs
adhérents sanatoriés et à payer à leur famille une

partie de l'indemnité de maladie ; et ce sont les
« assurances pour la haute Bavière contre l'invalidité et la vieillesse », qui, pour la construction,
ont fait les avances de fonds : 500 000 marks
(625 000 francs) prêtés aux intérêts de 1 pour
100 au « Verein für Volksheilstätten in Mün-
chen » (1).

Mais c'est cette même Société de bienfaisance
qui, après avoir acheté le terrain de ses propres
deniers, s'est occupée de faire dresser les plans
et de faire bâtir.

C'est le « Comité central d'Allemagne pour
la création de sanatoriums pour tuberculeux »
qui a apporté une cotisation de 25 000 marks
(31 250 francs). Ce sont enfin des particuliers
qui, par leurs généreuses offrandes, ainsi qu'en
témoigne une plaque de marbre placée au-dessus
de la porte d'entrée de l'établissement, ont contribué à sa construction. Il est donc en grande
partie dû à la libéralité d'œuvres de bienfaisance.

On a fait magnifiquement les choses : au point
de vue de l'installation et des aménagements,
Planegg est le « dernier cri » du sanatorium. On
dirait une exposition d'hygiène et les malades y

---

(1) Comité pour les sanatoriums populaires à Münich.

jouissent d'un confort que leur envieraient bien des bourgeois. C'est une immense propriété, à 558 mètres au-dessus du niveau de la mer, au milieu de vastes étendues boisées, qui la protègent contre la poussière et contre les vents violents.

Je dirai simplement l'impression gardée de cette visite à Planegg : ce sera le meilleur moyen de faire connaître ce que c'est qu'un « Sanatorium populaire ».

*
* *

Quand on quitte la gare, on passe devant une toute petite chapelle blanche, perdue au milieu de l'immensité verte des pins ; c'est la chapelle du « Chêne de Marie » : de très loin, les paysans viennent y faire leurs dévotions. Des écriteaux indiquent le chemin à travers la forêt ; il a plu ce matin et sous le clair soleil qui égaie les grands arbres sombres, chantent les odeurs fortes et vivifiantes des résines.....

C'est une vraie ferme d'abord, que l'on rencontre en entrant dans l'établissement, avec tout l'attirail que comporte l'exploitation d'un domaine de seize hectares.

Une étable-modèle, éclairée à l'électricité, avec quatorze belles vaches ; une porcherie où grognent les petits cochons, drôlement zébrés de noir ;

une basse-cour avec des poules, des canards, des oies... — toute la ménagerie domestique dont on peut tirer parti pour les malades. Mais ceux-ci ont une nourriture extrêmement abondante et on est loin de compte avec tout ce que la ferme peut rapporter.

Cent mètres environ plus loin, s'élève le bâtiment principal. Suivant la formule chère aux architectes et que Falkenstein et Hohenhonnef ont rendue classique, il présente la forme d'un croissant : un corps central un peu surélevé d'où partent deux ailes, se détachant sous un angle très obtus.

Au point de vue perspective surtout, les architectes, dont la grande préoccupation est toujours de faire du monument, ont réussi : l'ensemble est moins caserne et presque gracieux ; ce n'est plus l'hôpital ordinaire. Mais on paraît attacher trop d'importance à cette forme en croissant, et on ne semble pas se douter de ses inconvénients : les extrémités des ailes ne sont plus en effet orientées dans la même direction que le centre et jouissent ainsi moins longtemps du soleil.

Le bâtiment principal est orienté vers le Midi dans le sens de sa longueur. Toute la partie Sud, où sont installées la salle à manger et les galeries de repos, n'a pas de sous-sol d'où l'air puisse monter plus ou moins souillé.

Les cuisines avec leurs annexes, offices pour le lavage de la vaisselle, garde-manger, rafraîchissoir, etc..., occupent le sous-sol de la partie Nord et sont reliées directement à la ferme et à l'économat par un long corridor souterrain. Ces cuisines sont tenues d'une façon remarquable; trois immenses chaudières de cuivre cuisent à la vapeur la soupe, les légumes et les pommes de terre. Mais voici le fait rare et il vaut la peine qu'on s'y arrête : nulle part de mauvaises odeurs... O les souvenirs de collège : les réfectoires avec leurs relents de nourriture grossière et refroidie. Souvenirs de certains hôpitaux, — bouffées d'air trop respiré, émanations fades, comme de cataplasmes, dont tout semble imprégné... Il y a quelque temps nous visitions avec quelques confrères une « colonie agricole » du centre de la France. Rien ne peut donner une idée de l'horreur qui nous prit à la gorge en entrant dans le réfectoire.

Pensez à ce que cela put être en passant par les cuisines !... Et les niches grillagées où couchent ces malheureux enfants...

Certainement la visite des basses-cours et des étables fut moins pénible : la mauvaise odeur y était plus franche et moins inattendue.

Mais revenons à Planegg. Pour obtenir ici ces résultats, on n'a rien négligé.

D'abord, l'escalier du scus-sol a été orienté de telle façon que les odeurs des cuisines ne pussent se répandre à l'intérieur de la maison. Les plats sont transportés dans la salle à manger, au moyen d'un ascenseur électrique. Les petites cuisines à thé (Theeküchen), qui se trouvent à chaque étage, sont reliées par le même moyen à la cuisine principale. Quant à ce qui concerne la ventilation, de même qu'à l'Augusta-hospital de Cologne, on a employé les systèmes les plus perfectionnés.

Nous ne décrirons pas : nous indiquerons seulement les électroventilateurs, qui chassent l'air vicié des cuisines et des sous-sols, comme aussi des chambres à coucher, des salles de conversation, de la salle à manger. Là, l'air pur, qui est pris au dehors, ne parvient qu'après avoir séjourné dans des chambres de vapeur, et s'être élevé à la température convenable.

Dans les chambres et dans les salles, où se tiennent les malades pendant la journée, l'air se renouvelle aussi par les vasistas placés en haut des fenêtres et que l'on maintient constamment ouverts, quelque temps qu'il fasse.

Le tuberculeux doit coucher la fenêtre ouverte, c'est la règle dans tous les sanatoriums, et ce principe, qu'il était autrefois si difficile de faire admettre par la clientèle de ville, n'est plus aujourd'hui discuté par personne.

Cette question de l'air est des plus importantes
en effet pour le traitement de la tuberculose.
Pour arriver à la cicatrisation, le poumon lésé
doit être constamment et largement ventilé.
Pour prémunir le malade contre les change-
ments brusques de température, il faut peu à
peu l'endurcir au froid et l'entraîner par des
séjours prolongés au grand air. C'est pourquoi
l'on a installé au rez-de-chaussée, de chaque
côté de la salle à manger, les galeries de repos
(Liegehallen) où les malades font chaque jour
les six heures de cure d'air que prescrit le règlement. Sous des arcades dallées et parfaitement
à l'abri de la pluie et du vent — tout un système
très perfectionné de jalousies lamées en bois se
développant dans une armature mobile de fer,
un peu à la façon des bureaux américains —
s'aligne toute une théorie de chaises longues.

Elles sont recouvertes d'un matelas de cuir.
En hiver, quand il fait très froid, le malade, au
lieu d'une couverture, en a trois ; il a les pieds
au chaud dans un sac fourré, les mains dans de
gros gants de laine, et la tête enveloppée d'un
passe-montagne.

En été, pendant la journée, lorsque la chaleur
rend pénible le séjour des galeries, on les aban-
donne pour le parc : chacun transporte sa chaise
sous les grands arbres à la place qui lui convient.

Comme les galeries n'ont de place que pour 45 chaises longues, on a dû construire une annexe dans le parc, à une centaine de mètres des bâtiments.

Elle présente cet inconvénient d'être isolée ; par les jours de mauvais temps, et ils sont nombreux sous ce ciel bavarois, les malades ont très suffisamment le temps d'être trempés. Sans compter qu'ils ne sont plus directement surveillés ; livrés à eux-mêmes, ils en profitent pour redevenir de grands enfants, s'empressant de faire ce qui est défendu par le règlement. Dès qu'ils sont réunis en masse, les hommes sont ainsi, et éprouvent, un peu à tout âge, ce besoin de faire des niches qui tourmente les écoliers.

Précisément, au moment où le Dr Krebs, directeur de l'établissement, me dit ses doléances, deux pensionnaires sont là, au lieu d'être à la promenade, tellement absorbés par une partie de « tarok », qu'ils ne nous ont pas vus venir et quand ils nous aperçoivent, en levant le nez, ils ont la mine confuse de gamins pris en faute — et d'un geste instinctif, ils essaient de dissimuler leurs cartes...

La promenade à heures fixes fait aussi, quand le temps est beau, partie du traitement par le grand air : le parc est merveilleux, avec de grandes belles allées, bien larges, et la forêt n'est pas loin. Ceux qui doivent faire un séjour de plus de quatre semaines, et auxquels les mèmes sentiers finiraient par devenir monotones, ont la permission de sortir du parc et de chercher sous les ombrages un coin pour y rêver.

Mais défense expresse d'entrer dans une auberge. C'est tellement bon quand on a soif un « maas » de bière brune, si fraîche et si douce dans le pot de grès — et cela coûte si peu. — Plus que toutes les autres privations, celle-ci est sensible à tout véritable Münichois, et la mesure lui semble quelque peu vexatoire...

*
* *

C'est presque un symbole que cette disposition du rez-de-chaussée de Planegg ; une salle à manger entre deux galeries de repos : en effet, cure d'air et cure d'alimentation, voilà pour ainsi dire tout le traitement de la tuberculose.

Tandis que le corps se repose et que les poumons se « nettoient » sous l'influence de l'air pur, il faut aussi que l'organisme entier se refasse. se fortifie avec une alimentation substantielle pour pouvoir lutter contre la maladie.

« *L'estomac est la place forte des tubercu-*

leux » (Daremberg) (1) — l'expérience prouve tous les jours la vérité de cet aphorisme.

En lui faisant faire de la suralimentation, on met le malade en état de plus grande résistance, on améliore ses conditions de défense.

De même que respirer à l'air libre, manger fait donc aussi partie intégrante du traitement — manger souvent et manger beaucoup.

On gave le malade, un peu à la manière d'un animal que l'on veut engraisser, et on le pèse toutes les trois semaines, pour constater l'augmentation de poids ; l'embonpoint progressif indique que l'assimilation se fait bien et que la suralimentation est bien supportée.

Voici d'ailleurs dans tous ses détails l'emploi d'une journée à Planegg ; on verra quelle part importante on a donnée aux repas dans ce programme. Dès 6 heures, friction au gant de crin. La [peau d'un tuberculeux doit être l'objet de soins quotidiens ; il faut chercher à favoriser ses fonctions, la sécrétion sudorale en premier lieu. Car, ainsi que l'a démontré Satter, le phtisique élimine dans ses sueurs des toxines tuberculeuses, qui agissent à la manière de la tuberculine de Koch. En même temps on influence

---

(1) DAREMBERG. Traitement de la phtisie pulmonaire.

les centres nerveux, qui déterminent les mouvements respiratoires, et on réveille leur énergie.

Après la réaction qu'amène un nouveau séjour au lit d'une demi-heure, les malades se
lèvent, se lavent, font leur lit, brossent leurs vêtements et leurs chaussures — ceci dans une
pièce spéciale à cause des poussières.

A 7 heures, premier déjeuner avec pain et
beurre. A 8 heures, la douche. Au premier
abord, cela renverse un peu nos idées en France ;
et je dois dire que le monde médical français
a montré une certaine résistance. Mais, en Allemagne, on tient beaucoup à la douche — qui
non seulement favorise les fonctions de la peau,
mais encore endurcit au froid ; et, en principe,
elle est obligatoire pour tout le monde dans le sanatorium. Pour en être dispensé, il faut une ordonnance toute spéciale du médecin.

De 8 h. 1/2 à 9 h. 1/2, chaise longue, visite
médicale, puis « liberté de manœuvre » pendant
une demi-heure.

A 10 heures, deuxième déjeuner, avec pain
et beurre encore. « Les graisses sont indispensa-
« bles aux tuberculeux ; et sous forme de beurre,
« ils peuvent en absorber une notable quantité ».
— Aussi donne-t-on beaucoup de beurre à Planegg.

« Mais c'est l'huile de foie de morue qui
« constitue l'élément gras le plus facilement as-
« similable » (1).

L'huile de foie de morue doit jouer un rôle
considérable dans l'« alimentation » du tuberculeux : « alimentation, en effet, bien plutôt que
« médication ».

Dans l' « Hygiène des tuberculeux », un excellent manuel à la portée de tous et que devraient
avoir lu tous les malades, Chuquet rapporte les
expériences que Daremberg fit sur lui-même et
comment, pendant plus d'une année, celui-ci
prit chaque matin 150 grammes d'huile de foie
de morue en guise de premier déjeuner (2).

De 10 heures 1/2 à 1 heure, promenade et
chaise longue. De 1 à 2 heures, troisième déjeuner : soupe, deux plats de viande, légumes,
dessert.

De 2 à 4 heures, chaise longue. A 4 heures
goûter : un morceau de pain bis avec du beurre
et 2/3 de litre de lait.

Encore une demi-heure de liberté ; puis, de 4
heures 1/2 à 6 heures 1/2, promenade et chaise
longue ; à 7 heures, dîner : soupe, viande et lé-

-----

(1) Cf. CHUQUET.
(2) CHUQUET. L'hygiène des tuberculeux. Masson, Paris, 1899.

gumes. Puis encore une heure de chaise longue, et encore une tasse de lait, avant de se mettre au lit : à 10 heures, toutes les lumières doivent être éteintes.

En résumé, 6 heures de chaise longue et 2 heures et demie de promenade : voilà pour la cure d'air ; 5 repas, sans compter la dernière tasse de lait ; voilà pour la suralimentation.

Elle est superbe, cette salle à manger de Planegg, où les pensionnaires se retrouvent si souvent ; immense — 16 mètres de long sur 8 de large avec $4^m,50$ de haut, — toute claire et gaie avec ses peintures légères, d'un vert de printemps.

De grandes baies vitrées, ouvrant sur le parc, laissent entrer à profusion l'air et la lumière. Les tables sont recouvertes de nappes de couleur qui rappellent le linge russe.

C'est engageant et cela donnerait faim de voir, attendant les pensionnaires, les belles tranches de pain bis et les jattes de lait. Je songe à la salle à manger d'un autre sanatorium, visité peu de temps auparavant, sur les bords du Rhin, un « sanatorium pour malades payants » — et payant fortement. La lumière ne pénétrant que

par le haut, arrivait diminuée dans une salle
trop profonde, où flottaient les odeurs tristes des
repas précédents ; et ce fut un déjeuner lamen-
table, malgré le luxe du décor et des plantes
rares qui garnissaient la salle, malgré l'amabilité
du confrère retrouvé là par le plus grand hasard,
et le vieux vin du Rhin — du Johannisberg à
12 marks la bouteille.

L'aile gauche du rez-de-chaussée comprend
les bains dans sa partie nord : car, en dehors de
la friction et de la douche réglementaires, les
pensionnaires sont encore baignés 'régulièrement
deux et trois fois par semaine. — Mais, je crains
bien, tant que les « bains populaires » ne seront
pas devenus également une institution d'état —
que l'ouvrier rentré chez lui et n'ayant plus à sa
disposition tout le confort dont il jouit ici, n'ait
tôt fait d'abandonner cette pratique journalière de
l'eau.

Les médecins de la maison n'ont pas été ou-
bliés, et on leur a réservé une salle de bains fort
bien aménagée ; il y en a une aussi pour les
bonnes sœurs, auxquelles est confiée la surveillance des malades.

Elles ont leur logement à part, situé dans la
partie nord de l'aile droite, à côté des chapelles.

La partie nord du corps central renferme le
parloir, une salle d'attente, des W.-C. du dernier

système, bitumés, garnis de tôle émaillée jusqu'à une hauteur de 2 mètres avec chasse d'eau, etc.; tous ces détails, dont je prie les lecteurs d'excuser la vulgarité, ont leur importance dans la description d'un sanatorium. À côté, l'on rencontre encore une lingerie, avec une salle spéciale pour le linge sale.

Au premier étage, 21 chambres à coucher avec 68 lits, le nombre des lits de chaque chambre variant entre 1 et 6. Au second, 21 chambres avec 52 lits; en tout, 120 lits.

Les chambres, de même que la salle à manger et les galeries de repos, sont orientées vers le Sud. Elles ouvrent au Nord sur un immense corridor qui s'étend dans toute la largeur du bâtiment et les relie toutes entre elles.

Sur les ailes, la partie nord est remplie par ce corridor, tandis qu'au centre elle est occupée par divers aménagements : lingeries, chambres de médecins, cuisines à thé, lavabo, etc.

Comme dans tout l'établissement, le parquet est formé d'une couche de pierre ponce recouverte de linoleum : c'est très solide, paraît-il, et très facile à nettoyer avec une serpillière humide — les balais et les plumeaux étant soigneusement proscrits. Pour faciliter encore le nettoyage, tous les angles sont arrondis. Le bas des murs est garni, en guise de plinthes, d'un rebord mousse de « torgament », substance élastique, dont la composition est encore tenue secrète. Partout les murs sont de couleurs claires et peints à l'huile jusqu'à une hauteur de 2 mètres à $2^m,5o$.

Les lits sont de fer, avec matelas métallique et matelas de crin : ils sont recouverts, suivant la mode allemande, d'un drap cousu et replié tout autour d'une couverture de laine, trop courte pour qu'on puisse avoir comme chez nous son lit bien bordé : les pieds dépassent, naturellement, et cela n'a rien de très confortable, à notre point de vue.

Mais, ici, les médecins ont épargné aux malades le supplice du « plumeau », que toute bonne ménagère allemande se croit tenue d'imposer à ses hôtes ; le « plumeau » est un immense édredon, qui recouvre tout le lit et dans lequel on s'enfouit, sans plus — la couverture entourée d'une serviette cousue, constituant un raffinement dénommé pompeusement « lit à la française ».

Les tables de nuit sont de fer également, et recouvertes d'une épaisse tablette de verre ; mais, comme elles ont malheureusement des tiroirs, le malade s'empresse d'y entasser tous les objets qui ont traîné dans ses poches. Des armoires pour enfermer les vêtements complètent l'ameu-

blement sommaire, mais suffisant de chaque
chambre à coucher.

Partout, dans toutes les pièces, dans tous les
corridors, de grands crachoirs de porcelaine,
garnis de tourbe humide, que l'on brûle tous les
jours ; ce moyen de désinfection, étant le plus
absolu et le plus pratique de tous, a fait renon-
cer ici aux crachoirs garnis de liquides antisep-
tiques.

Chaque malade a en plus son petit crachoir
de poche (système Dettweiler) dont il doit faire
la toilette tous les jours, et que l'on passe à
l'étuve toutes les trois semaines.

Il est naturellement interdit aux malades de
cracher ailleurs que dans les crachoirs ; on sait
de quelle importance est cette pratique pour la
diffusion du bacille. Mais tout le monde sans
doute ne pense pas ainsi. J'ai visité, en 1898,
un sanatorium dont je tairai le nom, j'ai cherché
vainement ; je n'ai trouvé que, sur les murs, de
petites affiches recommandant aux malades de se
servir de leurs mouchoirs, de vouloir bien en
changer de temps à autre et de les donner à la
lessive...

Il faudrait la compétence d'un ingénieur pour
faire, sans être fastidieux, la description des
étuves à désinfection, des chaudières pour le
chauffage par la vapeur à basse pression, des

buanderies actionnées par des électro-moteurs,
etc., etc.

*
* *

Malgré tous ces perfectionnements, résultant
d'une entente entre ingénieurs et médecins,
malgré tout le confort dont je voyais entourés
les malades, malgré le luxe presque de toutes ces
installations, je sentais une lacune. Le Dr Krebs
que je questionnai me confirma dans cette
manière de voir.

Comme il m'avait conduit partout, me donnant sur toutes choses les explications que je lui
demandais, je questionnai, indiscrètement :

« Vos malades sont-ils contents ? »

Son front se rembrunit, et il me dit très simplement :

« Non, ils ne sont pas contents. On sent qu'ils
« ne se plaisent pas ici. C'est inconcevable.
« Pourtant, je vous assure bien que nous faisons
« tous de notre mieux. Bien que nous ne puis-
« sions encore chanter victoire, étant donné le
« trop court délai de nos observations, nous
« avons eu des cas remarquables, des succès
« nets, précis. Ils se plaignent qu'on ne leur
« laisse pas assez de liberté, qu'on les traite trop
« comme des enfants — et ils ne sont pas plus

« sérieux que des enfants. Ils ne comprennent
« pas, ils ne veulent pas comprendre…

« Que leur manque-t-il donc? »

Et, j'ai pensé que malgré tout les malades de
Planegg n'avaient pas tout à fait tort, et qu'il y
avait en effet peut-être une lacune dans leur traitement.

IV

Sanatoriums populaires. — Grabowsee.

Les sanatoriums, dans le genre de Planegg —
imposants et coûteux, donnant l'impression d'un
hôtel de luxe, installé dans un parc pour y recevoir des malades aisés, n'ayant jamais eu à
lutter pour la vie — ne manquent pas en Allemagne. On en rencontre partout aux environs de
Berlin : Blankenfeld, Malchow, Belzig, Beelitz...
Tous mieux installés les uns que les autres, se
recommandant d'ailleurs aux visiteurs soit par
leurs aménagements, soit par quelque particula-
rité d'organisation.

Beelitz, bâti près de Potsdam, par le « Versi-
cherungs Anstalt Berlin », a coûté la somme
ronde de 5 millions de marks (6 250 000 francs).
On peut y loger 1 500 malades répartis en deux

classes : les poitrinaires (Lungenkranke) et les
inguérissables (Erwerbsunfähige). Ce n'est ni
l'heure ni l'endroit de discuter s'il est bon d'agir
ainsi, si les raisons médicales et sociales, sur
lesquelles on se base pour établir cette séparation
cruelle, sont assez puissantes pour primer
toutes les autres considérations.

Belzig doit être le prototype du sanatorium,
puisque c'est l'œuvre du P^r von Leyden. Le
« grand maître » de la Tuberculose en Allemagne
a mis là tous ses soins et réglé lui-même jusqu'aux plus petits détails. Bien qu'il eût eu la
bonté d'insister pour que j'allasse voir sa création, malgré l'aimable lettre d'introduction qu'il
me donna pour le directeur de Belzig, ce ne fut
pas de ce côté que je commençai ma tournée.

Je n'avais eu garde d'oublier la recommandation que m'avait faite à mon départ mon maître
le Pr Landouzy : « Quand vous serez à Berlin,
« voyez surtout Grabowsee : ce n'est pas joli,
« mais c'est ce qu'ils ont fait de plus intéres-
« sant. »

Et tout ce que j'avais entendu dire de Grabowsee m'avait attiré et séduit.

Grabowsee, c'est en effet le sanatorium vraiment populaire, sans architecte et sans monument, la construction aussi simple que possible,
sans prétention au style et n'ayant pas coûté

cher, — le type du « sanatorium de fortune » né d'un concours fortuit de circonstances et devenu un établissement stable par suite de toute une série de modifications.

Mais c'est aussi et c'est surtout l'asile pour ouvriers tuberculeux où l'on voit plus loin que la maladie du malade, où l'on se préoccupe de son moral et de son avenir social, où le médecin s'est fait vraiment l'ami et le conseiller de ses patients.

Un sanatorium ne doit être ni une prison ni une caserne, c'est une école où l'on apprend avant tout à se soigner soi-même et à ne pas devenir dangereux pour les autres.

Pour garder le malade des soucis, on s'occupe de sa famille pendant qu'il est en traitement. On le distrait de la triste contemplation de ses maux et de ceux de ses compagnons. Dès qu'il va mieux, on lui redonne la confiance en soi-même et en ses propres forces, en lui faisant mener une vie se rapprochant le plus possible de la vie normale, en le mettant à même de travailler une heure ou deux par jour. Puis quand il est sorti guéri, ou du moins amélioré, on s'occupe de lui trouver du travail et, s'il est incapable de reprendre son ancien métier, on lui fournit les moyens de gagner autrement sa vie.

Voilà ce que l'on fait à Grabowsee.

Plus encore que le médecin d'une clientèle de ville, le directeur d'un sanatorium d'ouvriers doit être doublé d'un psychologue, car il a charge d'âmes aussi. Il doit savoir causer au peuple et se faire peuple, se mettre à la portée de ses pensionnaires et leur faire comprendre comment et pourquoi il faut lutter et lutter ensemble. Il doit connaître les mots qu'il faut dire pour gagner leur confiance et élever leur âme fraternellement près de la sienne... La belle et la bonne tâche ! et comme le Dr Brecke, directeur de ce Grabowsee, a bien compris son rôle ! Les malades lui doivent, plus encore qu'à ceux qui ont fondé à leurs frais l'établissement, toute leur reconnaissance ; ils n'avaient, ceux-ci, apporté que leur argent, il y met tout son cœur et toute sa vie.

L'histoire même de Grabowsee est intéressante et mérite d'être relatée, car elle contient plus d'un enseignement.

Au mois de juin 1895, lors des fêtes données pour l'ouverture du canal de Kiel, on était sous l'impression de l'épidémie de choléra, dont quelques cas isolés étaient encore apparus au cours de l'automne 1894. Pour tout prévoir et pour parer à l'éclosion des maladies que la foule traîne toujours avec soi, on avait installé, à l'aide de baraques démontables du système Döcker, une station de secours dans une forêt de hêtres, entre Friedrischdorf et l'embouchure du canal à Holtenau.

L'emplacement était si favorable, l'organisation si bien comprise que, les fêtes finies, on eut comme un remords de tout démolir de suite. On se demanda quel parti l'on pourrait tirer de cet hôpital volant, qui ressemblait à une installation de colons dans la brousse — et le lazaret devint une maison de campagne où les sœurs de la Croix-Rouge vinrent, pendant les chaleurs de juillet et d'août, prendre du repos et des forces.

Les religieuses se trouvaient fort bien de leur villégiature dans ce cottage improvisé. On pensa alors qu'il y avait peut-être là une idée à creuser : du moment qu'on avait pu passer un été ainsi campé, pourquoi n'essaierait-on pas d'installer de la même façon des malades, et plus spécialement des tuberculeux? Précisément la Croix-Rouge avait dans ses magasins tout un matériel inutilisé de baraques, que l'on détériorerait moins en les montant qu'en les laissant entassées sous les hangars.

Ce serait en même temps une expérience intéressante, qui permettrait de conclure — car on était dans le doute à ce sujet — si l'on pouvait attendre du traitement hygiéno-diététique de la tuberculose, pratiquée dans un pays de plaine, les mêmes résultats que ceux obtenus dans les sanatoriums d'altitude.

Le Comité central de la Croix-Rouge adopta alors (25 juillet 1895) le plan qui lui fut proposé d'installer, pour l'été 1896, à l'aide des baraques démontables qui lui appartenaient, un sanatorium pour ouvriers tuberculeux, dans les environs de Berlin. L'endroit choisi assez éloigné de la capitale pour être à l'abri du bruit et de l'agitation, facilement accessible néanmoins, fut Grabowsee — une verte solitude au bord d'un lac, au milieu d'une forêt de pins, à 6 kilomètres d'Oranienburg, la dernière station du chemin de fer de banlieue.

Le 20 mars 1896, on commença le transport des baraques, que l'on avait démontées et ramenées de Kiel à Berlin : une compagnie du génie fut mise à la disposition de la société pour le montage et l'installation et cinq semaines après, le 25 avril, le sanatorium s'ouvrait avec 30 malades. Les résultats obtenus furent si favorables que, dès la fin de l'été, on put envisager avec confiance l'idée de transformer cette installation d'essai en établissement stable. Cependant pour pouvoir se prononcer, pour porter un jugement définitif, il fallait voir ce que donnerait l'hiver.

* *
*

Encouragés par les progrès, qu'avait amenés dans leur état le séjour des mois d'été sous les pins, les malades se prêtèrent de bonne grâce à l'expérience de l'hiver.

Ni la pluie, ni la neige, ni le froid lugubre de ces solitudes ne les effrayaient ; ils avaient confiance et ils restèrent, installés la plupart dans la salle à manger et dans les communs, d'autres demeurant, de leur propre volonté, sous les baraques.

Celles-ci, dispersées dans la forêt, de distance en distance, présentent d'incontestables avantages pour l'été ; mais, pendant la mauvaise saison, que de difficultés, pour les soins à donner aux malades, pour le chauffage de tant de bâtiments isolés, pour l'économie domestique : partant, que de dépenses et de frais supplémentaires !

On se mit donc en devoir de construire un local en charpente à un étage, pouvant loger 26 malades : les travaux furent menés de façon si active qu'il put être, après séchage artificiel, aménagé pour le mois de février 1897.

L'hiver avait passé, ne tuant personne, ainsi que l'avaient prédit les gens timorés ; malgré les rigueurs du climat, les malades étaient manifestement en voie d'amélioration. La cure d'air s'était faite dans ces plaines humides du Brandebourg aussi bien qu'à Davos ou qu'à Leysins : l'expérience était concluante — Grabowsee était définitivement fondé.

Pendant l'été 1897, on éleva un second pavillon de 51 lits, auquel vinrent s'adjoindre, par la suite, d'autres constructions : une buanderie et une chambre de désinfection. On installa les appareils de chauffage et d'éclairage artificiels ; on perfectionna petit à petit les systèmes de drainage, la distribution des latrines, etc.

On construisit encore de nouveaux pavillons qui portèrent à 140-150 le nombre des lits disponibles — en dehors des baraques. Car une fois le premier engouement passé, il fallut pourtant reconnaître que la baraque n'était pas l'habitation idéale ; à la rigueur elle constitue bien un abri suffisant et dont on peut se contenter faute de mieux ; mais elle est vraiment par trop peu confortable, se chauffe difficilement et sous bien des rapports est inférieure au pavillon. Actuellement le Dr Brecke ne l'emploie plus guère que comme galerie de repos, comme atelier, etc., et n'y fait coucher ses malades, pendant la mauvaise saison, que lorsqu'il lui est absolument impossible de procéder autrement.

D'ailleurs, lorsqu'il a fallu acheter de nouvelles baraques, on s'est aperçu que cela coûte fort cher : les magasins de la Croix-Rouge ne sont pas inépuisables et la générosité des fabricants de constructions démontables a des limites.

Et l'on a vu qu'il y avait économie à élever des pavillons stables, pourvu qu'ils fussent très simples et à un seul étage.

L'avantage des baraques avait donc été surtout — l'enseignement est à retenir — de montrer qu'il est possible, en quelques semaines, et sans trop de frais, d'installer où l'on voudra un sanatorium que l'on peut, dans la suite, transporter ailleurs.

La conclusion des expériences faites pendant un été et un hiver dans une forêt des environs de Berlin a déjà été tirée ; mais il est bon de la répéter : partout, dans toute saison, sous n'importe quel climat, on peut, avec succès, soumettre des tuberculeux à la cure d'air libre.

*
* *

Pour aller à Grabowsee, on s'arrête à Oranienburg, 3o kilomètres de Berlin sur la ligne du nord ; c'est le point terminus des trains de banlieue. —

Ou bien l'on peut encore descendre à Fichtengrund, la station suivante, mais les communi-
cations avec la capitale sont moins nombreuses,
et moins commodes, les trains directs et les
express brûlant cette halte sans importance.

De Fichtengrund, on n'a plus que 3 kilomètres
à faire dans la forêt, où l'on entre aussitôt après
avoir quitté la gare. Bien qu'il soit facile de
s'égarer dans ces sentiers qui se ressemblent
tous, — car il n'y a pas comme à Planegg d'écriteaux rouges à étoiles pour indiquer le chemin
« nach den Volksheilstätten » — on arrive à
trouver sa route. — Mais il faut se méfier des
indications que pourrait vous donner un pro-
meneur en humeur de dimanche, ou des explications confuses de quelque paysan narquois. —
Brusquement, devant soi, à un détour d'allée,
on aperçoit les baraquements des malades.

Au premier abord, on a bien l'impression
d'un campement, et l'on songe vaguement à
quelque expédition lointaine.

Il y avait à Majunga, en 1895, au début de la
campagne, tout un quartier de cases semblables,
montées par des « mercanti », qu'avait attirés
l'espoir de faire fortune à la suite de la colonne.

À cette époque, à Majunga on disait la messe,
le dimanche, dans la salle à manger de l'hôtel
des Messageries Maritimes, le seul de la localité :

un faisceau de pavillons aux trois couleurs flottait derrière l'autel, où l'aumônier officiait.

Ici, le service divin est très confortablement installé dans une grande baraque, qui sert de chapelle. Comme nous approchons, des voix graves s'en échappent, soutenues par le chant d'un harmonium ; c'est la fin de l'office.

Les pensionnaires sortent lentement, par petits groupes, en causant entre eux. C'est une place d'église, le dimanche, à la sortie de la messe, dans quelque village forestier. Une première impression se dégage, très nette : on est frappé de ces physionomies, parce que, précisément, elles ne présentent rien de saillant ; ce sont de celles que l'on rencontre tous les jours dans la rue.

Ce sont plutôt même de « bonnes figures », n'ayant pas désappris le sourire et ne portant pas l'empreinte de cette lassitude morne, de cette mélancolie résignée, que j'avais rencontrées ailleurs.

*
* *

N'étant pas technicien, je ne saurais trop dire en quoi les baraques du système Döcker diffèrent des autres systèmes de constructions démontables : chacun en a pu voir de semblables aux expositions d'hygiène ou de sport.

Je sais seulement qu'elles sont très cotées des Allemands et qu'on s'en était servi pour le campement de l'empereur Guillaume, lors de son voyage en Palestine.

Un détail à noter cependant : dans l'épaisseur des parois qui sont doubles, est une couche d'air isolante d'environ 25 millimètres. Ces parois sont de chaque côté revêtues d'un carton pâte, enduit de préparations spéciales qui les rendent imperméables extérieurement, et ininflammables intérieurement.

Ce sont des planches de bois s'engrenant les unes dans les autres et maintenues par des armatures de fer : le tout se monte un peu à la façon d'un jeu de patience, très facilement, paraît-il.

Quand on fonda Grabowsee, le transport des baraques commença le 20 mars 1896, et le 4 avril, on en pouvait utiliser 27.

La plus grande de toutes contient 26 lits ; elle a une hauteur de $3^m,15$ et 20 mètres de long sur 6 de large. L'air est renouvelé au moyen de lucarnes à vitrage mobile, ouvrant sur la toiture et par de larges vasistas. La lumière arrive par de grandes fenêtres vitrées. Pendant la journée, en été, on tient tout ouvert, et on ne referme, la nuit, que juste ce qu'il faut pour éviter les courants d'air.

Le mobilier est aussi sommaire que possible : des lits de fer à matelas métallique, quelques chaises et c'est tout. Pas d'armoires : les vêtements des malades sont rangés au dehors dans une garde-robe située dans les communs. Les tables de nuit sont remplacées par des planchettes.

La difficulté du chauffage l'hiver a été une des raisons pour lesquelles on a renoncé aux baraques, en tant qu'habitations stables. On ne les utilise plus que l'été ou dans les cas d'extrême nécessité.

On a conservé celles qui servent de galeries de repos pour la cure d'air que l'on fait en toute saison.

D'autres ont été aménagées en ateliers, pour les malades autorisés à travailler.

Ces baraques, reposant sur des piliers à 40 centimètres environ au-dessus du sol, avaient cet avantage d'être d'un accès facile et d'épargner au malade la longue ascension d'escaliers toujours pénible, si douces que soient les marches.

On s'en est souvenu lorsqu'il s'est agi d'élever des constructions stables. Là encore, on s'est inspiré de la même simplicité pratique qui avait présidé à la conception de Grabowsee — et l'on a abouti au pavillon d'un étage, de dimensions restreintes.

*
* *

Dans un de ces pavillons, au nord, on a aménagé les bains. On trouve là les douches de toutes sortes et de toutes formes, toute une installation très complète et très perfectionnée d'hydrothérapie — le seul luxe de l'établissement. Mais on ne se contente pas des douches et des bains, le massage est en grand honneur à Grabowsee : il y a une salle spéciale garnie de tables de massage et de lits de repos.

Au bout du pavillon, les W.-C., également très « modern style », précédés d'une chambre garnie de lavabos, où les malades viennent se laver et brosser leurs vêtements et leurs chaussures.

Une cuvette spéciale est affectée à la toilette des crachoirs, que chaque malade doit faire tous les jours. Le Dr Brecke, qui me guide très aimablement dans ma visite, tient à me donner une répétition de l'exercice. Il appelle un malade qui passe dans le corridor, L'homme s'arrête à six pas, brusquement, avec un bruit sec des bottes ramenées en équerre, les mains dans le rang, la position réglementaire du soldat sans arme. Au commandement, il sort de sa poche son petit crachoir de verre bleu, le nettoie soigneusement, le brosse à l'intérieur, le lave et le relave, y passe à plusieurs reprises une solution de lysol et, quand la manœuvre est finie, il reprend sa position et rompt — au commandement.

C'est un soldat — je suis rassuré, parce qu'un moment (est-ce qu'on sait jamais en Allemagne!) j'avais eu comme une vague crainte que l'on n'obligeât tous les malades à manœuvrer aussi militairement. Il y a bien un sanatorium où on les oblige à porter une tenue...

Le Dr Brecke d'ailleurs est lui-même un médecin militaire hors cadre et détaché à Grabowsee : alors tout s'explique.

C'est un soldat qui vient faire une période de traitement de trois mois.

Il n'y a pas encore de sanatoriums spéciaux pour l'armée — sauf un, construit en Alsace, aux frais d'un officier général et, naturellement, réservé aux soldats du pays.

S'il faut s'en rapporter aux statistiques présentées au Congrès de Berlin par les médecins militaires, la tuberculose qui en 1890-1892 avait augmenté à la suite probablement des épidémies de grippe qui venaient de sévir, tend constamment à diminuer depuis cette époque : fait d'autant plus remarquable que le nombre des soldats a augmenté.

En France, la tuberculose des anciens soldats

est stationnaire : il y a même tendance à régression, lorsque les conseils de revision ont ordre de se montrer difficile pour l'admission des jeunes soldats.

Mais chez ces derniers, comme dans toutes les classes de la population civile d'ailleurs, elle tend à augmenter d'une façon constante.

De 1874 à 1897, le nombre de conscrits réformés pour tuberculose a exactement doublé.

. . . .

Toute la partie sud du pavillon comprend les chambres de malades, qui contiennent chacune 4 lits. Linoleum comme parquet, coins arrondis, murs badigeonnés à l'huile jusqu'à hauteur de 2 mètres ; tout cela est classique maintenant et se retrouve partout.

Les autres bâtiments ne présentent pas d'intérêt bien particulier, et je ne saurais décrire l'appareil à gaz acétylène, qui sert à éclairer l'établissement.

L'installation complète en a été fournie généreusement par M. le Kommerzienrath Julius Pintsch, qui en a d'ailleurs profité pour glisser au Congrès son petit rapport sur l'éclairage par l'acétylène dans les sanatoriums. C'est une réclame d'excellent aloi et que l'on ne saurait trop recommander à nos industriels.

Tout en servant leurs intérêts personnels, ils

rendent service au prolétariat — et chacun y trouve son compte.

C'est ainsi que les pianos, les jeux, etc., sont fournis gratuitement par des fabricants ou des maisons de commerce.

De même l'ouvrage sur les sanatoriums, récemment édité à la suite du Congrès, a été publié aux frais des industriels intéressés.

Cela s'appelle « Deutsche Industrie und Technik bei Einrichtung und Betrieb Sanatorien und Krankenladern. »

*
* *

Nous avons dit qu'à Grabowsee — et c'est une des caractéristiques de cet établissement, l'on voyait plus loin que la maladie du malade, que l'on s'y préoccupait aussi du tuberculeux au point de vue moral et au point de vue social.

Pour que le malade puisse en toute liberté d'esprit se livrer au repos et se soigner, il faut écarter de lui tous les soucis, qu'il pourrait avoir au sujet des siens, souvent laissés dans le besoin. En dehors des caisses d'assurances qui distribuent des secours aux familles des sanatoriés nécessiteuses, il y a un groupe spécial, qui s'est formé dans le but de subvenir à leurs besoins, pendant la durée du séjour au sanatorium.

Un autre groupe de la Croix-Rouge s'est constitué uniquement pour s'occuper des ouvriers guéris et leur procurer du travail à la sortie du sanatorium, soit qu'ils en trouvent plus difficilement, soit que devenus trop faibles, ils soient incapables de reprendre leur ancien métier. Il faut alors leur mettre en mains le moyen de gagner leur pain, suivant la mesure de leurs forces. La question d'ailleurs avait été portée devant le Congrès, qui a nettement pris parti au point de vue socialiste.

On avait même parlé de colonies agricoles.

Mais la véritable originalité de Grabowsee, ce qui contribue surtout à sa supériorité sur tous les autres établissements du même genre, c'est l'introduction dans le programme de la journée du tuberculeux d'une heure ou deux de travail manuel, car le travail, — pour un certain groupe de malades, — fait partie intégrante du traitement au même titre que la promenade ou les exercices respiratoires.

Quels sont les malades qui peuvent travailler, comment et dans quelles conditions peuvent-ils le faire, quels bénéfices enfin peuvent-ils retirer de cette innovation en thérapeutique — c'est ce que nous verrons dans le prochain chapitre.

V

Des occupations et du travail des tuberculeux dans les sanatoriums populaires.

Aujourd'hui, plus que jamais, on rencontre dans les sanatoriums des hommes jeunes, ayant presque toutes les apparences d'une bonne santé et ne présentant que peu de manifestations morbides, ce sont les « tuberculeux au début » que, suivant les recommandations des compagnies d'assurances, les médecins envoient à la cure, dès que le diagnostic précoce de la maladie a pu être posé.

Voici donc un homme brusquement arraché à ses occupations journalières, à sa famille, souvent nécessiteuse, et transporté dans un milieu qui n'est pas le sien. Il n'est pas à son aise dans ce décor parfois trop luxueux ; cette atmosphère d'inactivité, de paresse, lui pèse, à lui qui est habitué le plus souvent à devoir au travail de ses mains le pain de chaque jour. Prenons le cas de l'ouvrier le plus favorisé, qui n'a pas à s'inquiéter du sort de sa famille pendant son absence : supposons qu'il ne soit point choqué par la comparaison qui s'impose entre le superflu dont il jouit, et ce qui peut manquer aux siens ; admettons qu'il se laisse aller tout simplement à cette vie végétative — qu'on réclame de lui d'ailleurs.

Il sortira toujours les muscles affaiblis, les bras plus mous, plus faciles à la fatigue.

Il aura toujours de la peine à se remettre au travail. Trop heureux si, pendant son séjour à l'établissement — l'oisiveté devient facilement douce et il est plus difficile de reprendre de bonnes habitudes que de les perdre, — il n'a pas contracté le goût de la paresse.

Chaque médaille a son revers et plus d'une fois le sanatorium rend à la société un individu amolli, aux muscles atrophiés, quand ce n'est pas un déclassé dangereux à lui-même et aux autres.

Il n'en serait pas de même, si, cela va sans dire, autant que le permettraient le traitement et l'état de sa santé, le malade pouvait, lorsque le médecin le jugerait à propos, exercer de temps à autre ses muscles du membre supérieur et ne pas se déshabituer complètement du travail.

*
* *

Pour chasser les sombres pensées qui viennent
assaillir le malade en cours de traitement, des
distractions sont nécessaires.

Partout, on peut avoir de bons livres, des
jeux de dames et d'échecs, des journaux, — à
condition qu'ils soient exempts de tendances politiques — des gravures, des traités de botanique,
d'histoire naturelle, le croquet, le palet, le ton-
neau lorsque le temps le permet : voilà des amu-
sements sans danger et qui peuvent faire passer
le temps mieux que des discussions politiques
ou religieuses.

Les cartes sont moins exemptes d'inconvénients; il faut rester assis, on s'excite, on s'é-
chauffe, et cela se traduit souvent par une légère
augmentation de température.

A Grabowsee, la musique est très en honneur : on joue de la cithare, du violon, du
piano, grâce à la générosité d'un « facteur »
berlinois. L'ouvrier, en Allemagne, est très « mu-
sikalisch », comme ils disent, et les sociétés de
chant se forment même parmi les malades.

Je citerai ici, en la traduisant textuellement,
une phrase charmante du Dr Brecke, directeur
de Grabowsee, et qui exprime bien sa façon de

sentir les choses. — « Une fraîche chanson dans
« la verte forêt, un chant grave aux lueurs de
« l'arbre de Noël, chassent, souvent mieux que
« des discours pleins de bonnes intentions, les
« sombres et les troubles pensées... Et je n'ai
« eu aucun scrupule à laisser chanter aux chan-
« teurs qui m'en faisaient la demande un can-
« tique d'adieux sur la tombe d'un de leurs com-
« pagnons de souffrances (1). »

Parfois, on organise une représentation théâ-
trale. Une des baraques, que l'on installe dans le
parc tient lieu de scène ; devant, les spectateurs
apportent leurs chaises, et voilà la forêt transfor-
mée en amphithéâtre : c'est une salle de specta-
cle, à laquelle on ne peut reprocher de manquer
d'aération.

La sténographie jouit aussi d'une certaine faveur et nombre de malades l'apprennent pendant leur séjour à l'établissement.

Grabowsee, étant en pleine forêt, au bord
d'un lac, les malades ont à leur disposition toute
une série de distractions plutôt sportives, mais
ayant déjà un caractère plus marqué d'utilité
quelconque.

____

(1) Ueber die Beschäftigung der Lungenkranken in der
Heilstätte von Dr. Brecke Chefarst der Volksheilstätte von
Rothen Kreuz Grabowsee.

La pêche à la ligne, par exemple, ou la pêche à l'épervier, dont le produit vient enrichir l'ordinaire peu somptueux du jour ; ou encore, on s'en va dans les bois chercher des baies et des champignons. Quelques-uns élèvent des lapins ou des cochons d'Inde ; d'autres vont donner à manger aux cygnes et aux canards du lac...

Toutes ces distractions doivent être non seulement réglées par le médecin de telle façon qu'elles n'empiètent pas sur le temps consacré au traitement, mais encore surveillées. Toutes ne conviennent pas à tous et c'est le médecin seul qui doit permettre telle ou telle distraction, qu'il jugera ne pas devoir nuire à l'état du malade.

Mais ces moyens, qui occupent le temps sans le remplir, deviennent à la longue insuffisants et ne procurent pas la même satisfaction qu'un mode d'activité quelconque, comportant une utilité vraie.

A ce point de vue, l'ouvrier est plus difficile à contenter que l'intellectuel. A celui-ci le plus souvent, des livres suffiront ; et même s'il ne s'attache pas à une étude sérieuse, les romans vides, les journaux futiles seront à son esprit une nourriture assez substantielle.

Il n'en est pas de même pour l'ouvrier.

La lecture d'abord le fatigue vite ; ses yeux et son cerveau n'y sont point entraînés — sans compter que, n'étant pas toujours en mesure de complètement comprendre les idées qu'on lui présente, il est enclin à les fausser avant de se les assimiler.

Ce ne sera jamais pour lui une distraction suffisante — pas plus que celles que nous avons énumérées. Ce qu'il lui faut pour satisfaire à son besoin d'activité, c'est une occupation plus précise, plus concrète et dont il aura lui-même reconnu le caractère d'utilité directe.

Le prolétaire cherche d'instinct le travail utile dont la notion même manque souvent au bourgeois et il ne s'illusionne pas facilement : faire des allumettes en papier, trier des lentilles ou des baleines de parapluies — (ce sont les travaux courants de certains établissements d'assistance par le travail) — lui sembleront toujours comme une déchéance

Si, au contraire, le malade peut, je ne dis pas même se livrer à une occupation se rapprochant de son ancien métier, mais simplement jardiner, ratisser, bêcher, exécuter de ces petites besognes qu'il faisait plutôt pour se délasser quand il était bien portant, non seulement il aura atteint à cette satisfaction dont je parle, mais encore il aura eu la preuve matérielle qu'il est de nouveau capable de faire quelque chose, et qu'il est sur la voie de la guérison. Et ce contentement moral lui vau-

dra mieux que toutes les autres distractions que
l'on pourrait lui apporter.

*
* *

Nous venons de voir que le travail, en tant
qu'occupation des malades d'un sanatorium populaire est aussi souhaitable que possible, au
point de vue social comme au point de vue moral. Mais toutes ces considérations devraient s'ef-
facer devant la thérapeutique, si le travail compris dans de certaines conditions et pratiqué par
des malades ayant les qualités requises, ne de-
venait précisément un élément même de traitement.

Loin d'apporter un retard à la guérison, il
l'active au contraire et peut être considéré comme
un adjuvant thérapeutique, que l'on dose à l'égal
de la marche et des exercices respiratoires.

Cette question, déjà traitée par le D^r von Geb-
ser (1), directeur du sanatorium d'Albertsberg,
en Saxe, avait été reprise par le Dr Weicker (2),
puis par le médecin-major Schulzen, qui fit à
Grabowsee, en décembre 1897, des expériences

---

(1) Aerztlicher Bericht über die Heilstätte Albertsberg.
(2) Beiträge zur Frage der Volksheilstätten.

que contrôla le Dr Brecke, son successeur. Nous ferons pour cette étude de larges emprunts au rapport de Brecke, présenté au Congrès de Berlin et dont nous avons déjà parlé.

Quels sont les malades auxquels il faut permettre le travail? Quels sont ceux auxquels il faut l'interdire?

Il est évident que tout individu, porteur de lésions étendues, est impropre au travail, tel celui chez lequel un lobe pulmonaire est fortement intéressé; de même, les gens à respiration courte. La tuberculose du larynx, l'albuminurie, les suites manifestes d'endocardite et de péricardite sont naturellement autant de contre-indications. Brecke écarte systématiquement les « catarrheux » et les « tousseurs ».

Il n'admet au travail que les malades, chez « lesquels l'amélioration s'est faite régulièrement, « et qui, ayant habituellement un bon état géné- « ral, ne présentent que des manifestations « morbides peu importantes ».

« Avant tout, il faut tenir compte de la con- « formation générale du malade et jusqu'à un « certain point de sa profession. Un commis « de bureau ou un horloger, par exemple, ne « doivent pas travailler ; on leur demandera « seulement une somme d'efforts, d'abord « moins étendue et ensuite d'une progression

« plus lente, qu'à un forgeron ou à un culti-
« vateur (1). »

Le travail pratiqué dans ces conditions et réglé de telle sorte qu'il ne compromette en rien le but du séjour dans l'établissement est de beaucoup supérieur au point de vue médical à tous les autres exercices de mouvement, que l'on a coutume d'ordonner dans les sanatoriums.

En effet une certaine quantité de mouvement, alternant avec des périodes de repos — la marche lente, par exemple, et régulière, secondée et complétée par des exercices respiratoires — constitue un des moyens d'action, considérés en Allemagne comme les plus importants, pour le traitement de la tuberculose pulmonaire.

Quelle est l'action du mouvement ?

« Le travail musculaire favorise les échanges
« musculaires, et augmente les bénéfices que l'on
« retire du séjour prolongé au grand air... » (2)

Nous nous contentons ici de citer simplement Brecke, que nous traduisons textuellement, lui laissant d'ailleurs toute la responsabilité de ses idées.

« Pendant la marche — marche lente avec

---

(1) BRECKE, *loc. cit.*
(2) BRECKE, *loc. cit.*

« thorax conservant une attitude régulière, la
« respiration devient plus profonde et plus éten-
« due, la capacité d'extension des poumons
« augmente et la circulation se fait mieux.

« L'air pénètre dans des portions de poumon
« qui jusqu'ici n'avaient que peu ou pas de
« part à la respiration. Comme il y a afflux de
« sang plus considérable, les échanges locaux
« de matières sont activés, la séparation des
« produits pathologiques, secondée par l'expec-
« toration, se fait plus facilement ; alors les
« manifestations catarrhales diminuent, de nou-
« veaux vaisseaux se forment, à la suite desquels
« peuvent se développer des cicatrices de tissu
« conjonctif et des encapsulations. »

«... Mais, ces deux sortes de mouvements —
« marche et exercices respiratoires — sont
« limités à une seule direction.

« Dans la marche, ce sont les muscles du
« membre inférieur et une partie des muscles
« du tronc, qui travaillent ; dans les exercices
« respiratoires, les muscles inspirateurs et expi-
« rateurs, tandis que les muscles des bras et des
« épaules demeurent autant dire complètement
« immobiles. »

Il n'est peut-être pas indifférent de laisser dans
l'inaction un groupe de muscles aussi considérable.

En comblant cette lacune on peut, du même coup, prévenir une atrophie musculaire, dont les conséquences, moins appréciables pour des bourgeois, peuvent avoir plus d'importance pour les hôtes d'un sanatorium populaire, habitués le plus souvent à gagner leur pain par un travail manuel.

En examinant ce qui se passe à Grabowsee il sera plus facile de se rendre compte des choses.

*
* *

Voyons d'abord quels sont les travaux susceptibles d'exercer une influence favorable sur le traitement.

En première ligne, il faut placer le jardinage, les travaux champêtres faciles, parce qu'ils forcent au séjour en plein air, râtisser, semer, planter, arroser, bêcher — à condition que ce soit dans un terrain sablonneux et léger, charrier des brouettes peu chargées.

Brecke va jusqu'à permettre de faucher à certains de ses malades ; mais il n'y autorise que les cultivateurs de profession, entraînés dès leur enfance aux travaux rudes des champs, et ceux-là seuls assez robustes pour pouvoir, sans préjudice pour leur santé, supporter la fatigue de cet exercice, à notre sens un peu trop violent ; je dois avouer que, malgré notre enthousiasme pour les idées de Brecke, nous n'oserions aller aussi loin. Pour se garantir du froid, l'hiver, les malades, qui travaillent en plein air, portent des sabots de cuir à fortes semelles de bois, et des gants; il y a quelque temps, on a commencé à leur donner aussi des pèlerines de cycliste en drap imperméable, qu'ils peuvent encore utiliser pour les longues heures de chaise longue.

Ce qu'il faut éviter avant tout au tuberculeux qui travaille, ce sont les fortes tensions musculaires brusques, comme celles qu'exige l'action de soulever un poids lourd : non seulement, elles sont inutiles, mais encore, elles peuvent facilement devenir dangereuses, par exemple, en provoquant la déchirure d'une cicatrice récente.

« Il faut faire surtout des mouvements paisi-
« bles et réguliers et augmenter graduellement
« la somme d'efforts...

« Pendant le travail, le malade doit à de fré-
« quentes reprises se redresser, et faire des ins-
« pirations profondes (1) ».

Les exercices respiratoires viennent ainsi compléter l'action du travail, comme on le faisait

---

(1) Brecke. Ueber die Beschäfftigung der Lungenkranken in der Heilstätte.

pour la marche, et empêcher le corps de conser-
ver trop longtemps une attitude qui pourrait devenir défectueuse pour la circulation.

Brecke indique ici quelques mesures d'économie intérieure, où se marque cet esprit pratique
des Allemands, que l'on retrouve jusque dans
leurs conceptions philanthropiques.

« Comme l'établissement, dit-il, retire de ces
« travaux mêmes un profit capable d'être ex-
« primé par une certaine somme d'argent et
« que d'un autre côté, tout travail mérite son
« salaire, j'ai tenu pour équitable d'indemniser
« les malades du travail qu'ils fournissent. »

Les travaux de jardinage sont payés un prix
modique l'heure, et réglés d'après une liste portant le nombre d'heures de travail de chacun.
Toutefois les malades qui ont une bourse de
l'établissement, ou dont les familles sont secou-
rues par le « Volksheilstättenverein », ne reçoi-
vent aucune indemnité.

Après le jardinage, viennent les travaux de
menuiserie. Il est facile de supprimer les inconvénients que présentent les ateliers des villes :
poussière, chaleur, air vicié. D'abord, dès que
le temps le permet, on s'installe en plein air.
Puis, les baraques qui servent d'ateliers sont
largement aérées par les fenêtres que l'on tient
ouvertes sur tout un côté ; et on a soin de faire

disparaître immédiatement tous les débris et rognures.

Ces travaux de menuiserie sont payés à la tâche, d'après un tarif fixé par l'établissement, au cas où on ne peut les évaluer à l'heure.

Ensuite prennent place toutes les industries artistiques, le découpage sur bois, la peinture sur porcelaine ou sur linoleum, etc., qui sont un métier pour beaucoup de gens, mais qui n'exigent aucun déploiement de forces musculaires et comme telles doivent être plutôt reportées au chapitre des distractions.

L'impératrice a envoyé ainsi des meubles de vannerie à peindre et à terminer. Le groupe « für Arbeitsvermittlung » a fait aussi donner du travail aux malades, et quelques industriels leur ont généreusement fourni les matériaux.

C'est encore une remarque intéressante à faire en passant ; mais nous nous préoccupons surtout ici du travail musculaire.

« Quel que soit le travail effectué, dit Brecke,
« il ne faut pas plus de deux heures au maxi-
« mum par jour, sous peine d'empiéter sur le
« temps consacré au traitement et en particulier
« à la cure de repos. »

Le travail à Grabowsee commence le matin après le premier déjeuner et la douche à 8 h. 1/4 et cesse à 9 h. 1/2, heure du deuxième déjeuner.

Quelques malades sont autorisés à reprendre
après le déjeuner ou après le goûter à 4 heures.

*
* *

Voyons maintenant quels sont, au point de
vue purement médical, les résultats obtenus.

D'abord une recrudescence de l'appétit, qui
pendant un long séjour à l'établissement finit
toujours par baisser de temps à autre. L'augmentation de poids peut subir quelques varia-
tions ; quelquefois, on observe dans les premiers
temps que le poids du corps présente une augmentation moins rapide, parfois même une di-
minution, pour continuer ensuite à augmenter
graduellement.

Chez d'autres malades, au contraire, on ne
constate rien de particulier.

L'aspect extérieur est notablement amélioré ;
l'expression du visage est plus éveillée, les couleurs sont plus fraîches.

« C'est à quoi contribuent l'exercice muscu-
« laire, le sentiment salutaire de sa propre force
« qu'amène le travail en plein air, la pensée
« d'avoir surmonté la maladie et d'avoir retrouvé
« une certaine faculté productrice... (1) ».

____

(1) Brecke, *loc. cit.*

L'amélioration du côté des poumons a continué à se manifester de la même manière qu'avant le commencement du travail.

« Pour beaucoup de malades, dit Brecke, j'ai « l'impression que, sous l'influence du travail, « la capacité d'extension pulmonaire a augmenté « plus vite, que les bruits secondaires encore « perceptibles pendant la respiration ont disparu « plus rapidement. »

C'est une affirmation qui ne se prouve pas par des chiffres ; mais, comme preuves à l'appui, Brecke cite les recherches faites régulièrement, à intervalles rapprochés, sur la capacité pulmonaire et sur la quantité de crachats expectorés dans les vingt-quatre heures.

Ces recherches, qui avaient lieu avant et après le travail, portent sur un assez grand nombre de malades.

Au début, on procéda avec une très grande prudence, et en décembre 1897, deux malades seulement travaillèrent en plein air de une demi-heure à une heure par jour.

En avril 1899, sur 100 pensionnaires, 20 travaillaient de une heure à trois heures environ par jour. Il y en aurait plus encore, si tous pouvaient rester à l'établissement aussi longtemps qu'il le faudrait, au point de vue médical.

On n'a jamais constaté à Grabowsee que le travail musculaire apportât quelque préjudice au progrès de la guérison. Jamais les malades ne se sont plaints de douleurs du côté du cœur, de palpitations, d'essoufflement, d'accélération du pouls. On a noté, au contraire, l'action fortifiante que la tension musculaire et régulière peut exercer sur la fibre musculaire cardiaque, dans les cas peu graves de « cœur gras ».

Il faut d'un autre côté se rappeler que si les maladies intercurrentes, en particulier celles qu'il faut attribuer au refroidissement, sont d'une extrême rareté chez les malades qui travaillent, c'est que les plus robustes seuls ont l'autorisation de travailler en plein air.

⁎

Tout en me faisant visiter l'établissement dans tous ses détails, le D' Brecke m'avait fait le commentaire de son rapport au Congrès. Par moi-même j'avais pu constater l'aspect extérieur de ces tuberculeux qui travaillaient et j'ai déjà dit comme j'avais été frappé de ces physionomies, parce qu'elles se rapprochaient de la normale, et combien différentes des navrantes tristesses observées ailleurs...

Dans tout ce que disait Brecke on sentait sa

sollicitude pour ses malades et pour leurs misères, on devinait son affection pour le peuple
qui souffre — et c'était le meilleur éloge qu'il
pût faire de lui-même et de Grabowsee — car
un sanatorium populaire, si bien installé qu'il
soit, ne vaut que par son chef et par la direction
donnée.

L'impression que j'emportai de ma visite fut
donc des plus réconfortantes. J'avais comme la
sensation d'être près de la vérité ; il me semblait
que là, on avait compris et qu'on était dans la
bonne voie. On avait fait simple et pratique, on
était allé au bon marché ; et, à peu de frais,
somme toute, on avait, en quelques semaines, créé,
avec un matériel existant déjà, un véritable type
de « sanatorium de fortune »... Par dessus tout,
on ne considérait pas le tuberculeux, uniquement
comme une tuberculose à soigner et à
guérir ; c'était un homme dont on avait souci au
point de vue social, et dont on s'inquiétait pour
l'avenir autant que pour le présent. Tandis
qu'ailleurs, c'était, parmi les perfectionnements
et les somptuosités vaines, comme un découragement que l'on sentait percer ; on avait conscience de tant d'efforts inutilisés, parce que l'on
était « à côté » — et les figures pâles respiraient la tristesse et l'ennui.

VI

Les devis de Grabowsee.

Il nous paraît intéressant de reproduire à titre
de document, à la suite de cette étude sur Grabowsee, le plan d'organisation qui fut proposé au
comité central de la Croix-Rouge, le 25 juillet
1895.

Nous nous contentons d'une simple traduction
sans commentaires : les chiffres n'en ont pas
besoin et suffisent à renseigner ceux qui seraient
désireux de savoir exactement ce que peut coûter
une expérience de ce genre. Quant à « l'avant-
propos », il montre exactement l'état d'esprit
des membres de la Croix-Rouge et marque nettement l'idée suivant laquelle fut conçu Grabowsee.

PROJET D'UN PLAN D'ORGANISATION CONCER-
NANT LA CONSTRUCTION D'UN ASILE DE
CONVALESCENTS A BERLIN POUR L'ÉTÉ 1896,
SOUS UTILISATION DE BARAQUES DE LAZA-
RET APPARTENANT A LA CROIX-ROUGE (1).

Avant-propos.

1. On a universellement reconnu le besoin de construire des établissements pour travailleurs ayant besoin de repos, adhérents de « caisses de malades » et en particulier pour tuberculeux.

2. Les sociétés de la Croix-Rouge, par ce fait qu'elles possèdent des provisions du matériel requis, sont, sans aller plus loin, à même de prêter leur concours.

3. De nombreuses entreprises d'Associations de dames appartenant à la Croix-Rouge servent déjà maintenant la cause de l'hygiène sociale. Il entre dans le programme de la société d'entreprendre une œuvre de bienfaisance plus considé-

______

(1) Cf. Die Vorgeschichte der Begründung des Volks-heilstätten-Vereins vom Rothen Kreuz und seiner ersten Heilstätte Grabowsee von Stabsarzt Dr Gotthold Pannwitz.

rable, dont l'utilité, en cas de guerre, apparaît nettement.

4. L'organisation et la situation des comités régionaux de la Croix-Rouge peuvent seules amener ici l'initiative privée et publique à faire œuvre commune dans le sens indiqué.

5. Jusqu'ici il n'a été construit que séparément par les compagnies d'assurances des asiles populaires pour les tuberculeux.

L'office d'assurance de l'Empire, qui jusqu'ici est resté hésitant à cause des frais considérables, considérerait la construction d'un sanatorium dans les environs de Berlin comme une tentative d'où l'on pourrait déduire des raisons sérieuses pour un examen plus approfondi de la question. D'autres encore, cliniciens, hygiénistes, office sanitaire de l'Empire, ont un intérêt semblable à la construction d'un sanatorium dans la plaine de Berlin.

6. Pour les comités, l'entreprise serait un exercice d'organisation de la partie centrale, une occasion d'exercer le personnel, l'utilisation et la surveillance du matériel de dépôt, un encouragement pour les comités d'hommes aux devoirs modernes de la paix.

7. Les malades passant par l'établissement et, plus tard, leur entourage, feraient leur éducation hygiénique.

PLAN SPÉCIAL DE L'ENTREPRISE

Dimensions.

200 lits, (nombre normal d'un lazaret), 150 hommes, 50 femmes.

Environ 25 baraques ; à occuper de préférence avec un nombre de malades inférieur à celui prévu.

Emplacements pour réunions (salle à manger, service divin, etc.). Pourvoir abondamment de tout ce qui est nécessaire pour le ménage.

Lieu.

Environs de Berlin. En communication avec les faubourgs.

1. Les pensionnaires doivent pouvoir communiquer fréquemment avec leur famille.

2. Le but de l'expérience est plus facile à atteindre.

3. Les frais de déplacement sont modiques.

4. On sera fixé sur l'influence qu'exerce le climat environnant.

Place.

Forêt clairsemée (ombrage pour les baraques), sous-sol sec, bonne eau à boire.

TARTARIN. 6.

Conditions souhaitables : situation au bord de l'eau ; occasion d'occupations pour les pensionnaires aux travaux des champs et des jardins.

Bail avec l'administration forestière pour raison d'économie.

Temps.

Environ du 1ᵉʳ mai au 1ᵉʳ novembre 1896. Éventuellement durée plus longue en cas de besoin ou dans l'intérêt de l'expérience.

DEVIS

A. — Dépenses

I. — *Transport, construction, démontage, transport de retour.*

25 baraques (matériel appartenant au Comité central de la Croix-Rouge), système Döcker.

Transport au chemin de fer, emballage, chargement.	750 marks.
Transport par le chemin de fer (environ 15-20 kilomètres).. .	600 —
Déchargement, transport sur lieu.	700 —
Aplanissement du terrain et montage des baraques..	1 500 —
Clôture de l'établissement. . . .	1 500 —
Démontage et transport de retour.	1 500 —
	8 550 marks.
	(10 687 fr. 50)

II. — *Dépenses supplémentaires pour compléter le matériel qui restait, particulièrement pour installations spéciales.*

Matelas.	6 000 marks.
Mouchoirs.	400 —
Capotes de malades.	1 400 —
Pantalons.	600 —
Caleçons.	150 —
Souliers de cuir.	500 —
Chaussons de feutre.	125 —
Sabots.	125 —
Crachoirs, crachoirs de poche. .	300 —
Miroirs.	100 —
Urinaux.	50 —
Thermomètres.	200 —
Ustensiles de nettoyage. . . .	50 —
Décrottoirs.	50 —
Installations de bain et de massage.	1 000 —
Tables, chaises, etc.	1 000 —
	12 050 marks.
	(15 062 fr. 50)

III. — *Appointements et gages.*

3 médecins.		5 000 marks.
2 employés.		3 000 —
20 sœurs. . . . 3 600 j. à 2 m.	.	7 200 —
20 infirmiers. . . 3 600 — 3 —	.	10 800 —
3 domestiques. . . 540 — 3 —	.	1 620 —
2 cuisinières. . . 360 — 3 —	.	1 080 —
4 aides de cuisine. 720 — 2 m. 50.		1 800 —
A reporter.		0 000 marks.

	Report.	o ooo marks.
4 femmes de lessive.	720 — 2 m. 5o.	1 800 —
4 femmes de ménage	720 — 2 m. 5o.	1 800 —
2 femmes pour les raccommodages.	36o — 2 m. 5o.	900 —
		35 ooo marks.
		(43 75o fr.)

IV. — *Entretien du personnel.*

20 sœurs.. . . .	3 6oo j. à 1 m. 5o.	5 4oo marks.
20 infirmiers. . .	3 6oo — 1 m. 5o.	5 4oo —
3 domestiques . .	54o — 1 m. 5o.	81o —
2 cuisinières. . .	36o — 1 m. 5o.	54o —
4 femmes. . . .	720 — 1 m. 5o.	1 o8o —
		13 23o marks.

V. — *Entretien des malades.*

200 malades. .	3 6oo j. à 1 m. 5o.	54 ooo marks.
		(67 5oo fr.)

N. B. — Ce chiffre de 1 m. 5o par jour a été trouvé
insuffisant par la suite de l'expérience : il faut au moins
2 m. 5o (note du trad.).

VI. — *Frais généraux d'installation et d'entretien.*

Canalisation, drainage pour l'installation de l'eau, charroi des décombres, assurance du personnel, etc.	15 ooo marks.
	(18 75o fr.)

VI. — *Imprévu..*

> 12 170 marks.
> (15 202 fr. 5o)

Récapitulation des dépenses.

I. Transport, montage, démontage, transport de retour.. . . .	8 55o m.	10 687 fr. 5o
II. Nouvelles dépenses.. .	12 o5o	15 o62 5o
III. Appointements et gages.	35 ooo	43 75o »
IV. Entretien du personnel.	13 23o	16 537 5o
V. Entretien des malades.	54 ooo	67 5oo »
VI. Frais d'installation, etc.	15 ooo	18 75o »
VII. Imprévu..	12 170	15 212 5o
	15o ooo m.	187 5oo fr. »

B. — Recettes

2oo malades avec 36 ooo jours de soins à 2 m. 5o par jour et par tête. . . . . 9o ooo marks.

> (112 5oo fr.)

Dépenses. . . .	15o ooo marks.
Recettes.. . . .	9o ooo —
Supplément du Comité.	6o ooo marks.

Recettes et dépenses pourraient se balancer dans la réalisation du plan.

Les nouvelles dépenses, faites pour les objets

d'installation, profitent au but de la guerre en augmentant le dépôt.

Restent encore les soins pour les familles.

L'assistance de ces dernières revient, dans une certaine mesure, aux établissements d'assurances et aux caisses de malades; l'initiative privée n'intervient que secondairement en cas de besoin.

FACTEURS INTÉRESSÉS A CETTE ENTREPRISE

COMITÉS DE LA CROIX-ROUGE COMITÉS ORGANISÉS DE BIENFAISANCE	MÉDECINS CAISSES DE MALADES ASSURANCES	COMPAGNIES FORESTIÈRES	ADMINISTRATION FORESTIÈRE	OFFICE SANITAIRE
Matériel mis à la disposition à titre de prêt.	Envoi des malades suivant un choix judicieux.	Protection des adhérents.	Cession du terrain : bail gratuit ou peu onéreux.	Recherches hygiéniques dans l'installation et le fonctionnement.
Formation du personnel. Entreprise du fonctionnement.	Cliniciens : délibérations du personnel médical et contrôle du succès clinique.	Éventuellement participation au moyen d'une somme en bloc pour la totalité de l'expérience.		Appréciation du résultat général au point de vue de l'hygiène sociale.
Protection des adhérents.	Caisses de malades, etc. Protection de leurs adhérents.			

VII

Le Congrès britannique de la Tuberculose.

L'intérêt principal du Congrès a résidé dans l'étude des mesures prises par les différentes nations de l'Europe contre la tuberculose ; la plupart, sauf la France, ont vu diminuer leur mortalité tuberculeuse dans des proportions appréciables ; l'Angleterre vient en tête.

C'est grâce à leur loi sur *les habitations insalubres,* appliquée rigoureusement depuis 60 ans, que nos voisins d'outre-manche sont parvenus à assainir successivement le logement du pauvre, l'atelier, la ville et le royaume tout entier. Près de quatre milliards ont été dépensés dans ce but et l'Angleterre est aujourd'hui le pays qui, proportion gardée, renferme le moins de tuberculeux de toute l'Europe.

En Allemagne, nous l'avons vu au commencement de cette étude, la lutte antituberculeuse a été engagée surtout au moyen de *l'institution de nombreux sanatoriums populaires*, combinée avec la *législation sur les assurances ouvrières contre la maladie* : nous n'avons pas besoin de redire quels résultats féconds ont été obtenus.

Envisageant les causes directes de la tuberculose, le congrès de Londres a constaté que les deux fondamentales sont la *dissémination des crachats* et *l'alcoolisme*.

D'un autre côté, l'Assemblée, dans sa séance finale du 26 juillet, a voté les deux importantes déclarations qui suivent :

a. — L'extension des sanatoriums est un des moyens indispensables dans la lutte contre la tuberculose (vœu n° 4).

b. — Tout en reconnaissant l'extrême importance des sanatoriums pour la lutte contre la tuberculose dans tous les pays, l'attention du gouvernement devra informer les philanthropes et les sociétés de charité de la nécessité de multiplier les dispensaires pour tuberculeux, le meilleur moyen d'arrêter l'extension de la tuberculose dans les classes ouvrières et indigentes (vœu n° 11).

Cet appel autorisé du Congrès britannique consacre donc l'importance croissante du sanatorium et du dispensaire, en tant que moyens de cure et de prophylaxie de la tuberculose : c'est un signe de ralliement adressé aux peuples et aux gouvernements contre le fléau commun.

La cure de sanatorium est une leçon de choses non seulement pour les thérapeutes, mais aussi et surtout pour les malades qu'elle convertit à deux idées, qui manquent à l'éducation du public : la curabilité de la tuberculose d'abord, son évitabilité ensuite par la guerre faite aux expectorations bacillifères.

En France il faut donc ouvrir nombreux, très nombreux des sanatoriums populaires, proche les villes, abrités des vents régnants, des poussières organiques et des fumées, baignés de soleil, bâtis sur un sol perméable et bien draîné, entourés de verdure, pourvus de fenêtres béantes et de galeries ouvertes, sanatoriums où l'on apprendra aux malades à se guérir, à leurs familles à se garder de la tuberculose.

Ces idées, préconisées par le Pʳ Landouzy, sont les nôtres et nous n'avons su mieux faire que de les reproduire en les lui empruntant.

L'exposition française, dont l'idée et l'exécution sont son œuvre propre, a figuré avec honneur dans le musée général annexe du Congrès britannique.

Nous en reproduisons textuellement le catalogue très instructif, auquel nous renverrons fréquemment dans la suite de ce travail.

Catalogue. — *Des dessins annexés au rapport du Pr Landouzy sur les œuvres et l'outillage destinés à protéger les menacés (prophylaxie) et à guérir les atteints (traitement) de tuberculose, maladie de misère, contagieuse, évitable et curable.*

N° 1. — *Hôpitaux marins* (sanatoriums maritimes pour enfants). — Graphique de la population des deux sanatoriums de Banyuls et de Saint-Trojan de 1888 à 1899. — Graphique des entrées, des sorties et des décès dans les deux sanatoriums pendant la même période.

N° 2. — Sanatorium de Banyuls-sur-Mer (Méditerranée).

N° 3. — Panorama de Banyuls-sur-Mer.

N° 4. — Sanatorinm de Saint-Trojan (Atlantique).

N° 5. — Résultat du traitement au sanatorium de Banyuls-sur-Mer.

N° 6. — Bulletin de l'œuvre. — Photographies des plans en relief des sanatoriums de Banyuls-sur-Mer et de Saint-Trojan.

N° 7. — Album de l'œuvre des Hôpitaux marins.

N° 8. — *Carte de France.* Armement antituberculeux.

Nos 9 à 14. — *Sanatorium de Bligny*, 1re partie en construction, 100 lits. Tuberculeux adultes pauvres.

Nos 15-16. — Sanatorium d'Hendaye. Plan d'ensemble.

N° 17. — Hôpital Boucicaut (Paris). Plan d'ensemble.

N° 17 bis. — Hôpital Boucicaut (Paris). Détail du service des tuberculeux de l'hôpital Boucicaut.

N° 18. — Hôpital Lariboisière (Paris). 4 pavillons : 72 hommes, 72 femmes, tuberculeux.

N° 19. — *Hôpital maritime de Berck*. Petit et grand hôpital.

N° 20. — *Colonie agricole du Cannet* (Alpes-Maritimes). Horticulture fondée en 1899, 19 hectares, population 32.

Nos 21-22. — *Société de préservation contre la tuberculose par l'éducation populaire*.

N° 23. — *Station forestière et maritime d'Arcachon*.

N° 24. — *Sanatoriums de Champrosay, Alice-Fagniez, Hyères* (Var). Annexes de l'œuvre de Villepinte (jeunes filles).

N° 25. — *Sanatorium de Gorbio* (Alpes-Maritimes). Payant.

N° 26. — *Sanatorium de Durtol* (Puy-de-Dôme). Parc, 5 hectares (Dr Sabourin).

N° 27. — *Stations climatériques de la Corse.*

N° 28. — *Sanatorium d'Angicourt* 160 lits. Plan d'ensemble. Partie construite et à construire.

N° 29. — *Avis du ministère du Commerce, des Postes et Télégraphes,* concernant la propagation de la tuberculose.

N° 30. — *Hôpital de Villepinte,* pour jeunes filles, enfants poitrinaires et anémiques (fondé en 1880).

N° 31. — *Dispensaire Emile Roux* pour la guérison des maladies de poumon, et pour la préservation contre la tuberculose (Lille). Plan d'ensemble.

N° 32. — *Dispensaire Emile Roux.* Fonctionnement du dispensaire.

N° 33. — *Sanatorium de Trespocy.* Climat sédatif. Pau (Basses-Pyrénées).

N° 34. — *Hôpital Pasteur* (le Havre). Pavillon, galerie de cure, exclusifs aux tuberculeux. — *Sanatorium d'Hauteville* (Lyon). Vue générale. Galerie de cure.

N° 35. — *Œuvre générale des dispensaires antituberculeux (Dispensaire de la rue Marcadet,* XVIIIe arrondissement).

N° 36. — *Travaux consacrés à la tuberculose.* Commission extraparlementaire. Rapport à l'Académie de médecine, etc.

N° 37. — Sanatorium d'Arcachon (Dr Armaingaud).

N° 38. — Ligue française contre la tuberculose (Dr Armaingaud).

N° 39. — Sanatorium du Loiret.

N° 40. — Œuvre des Enfants tuberculeux (tableau sur toile).

N° 41. — Sanatorium de Giens (Var) 100 lits.

N° 42. — Sanatorium d'Alger. 60 d'assistés, 40 de payants (1).

Nous avons passé sous silence le clou du Congrès, la communication sensationnelle du Pr Koch sur la non-transmissibilité expérimentale de la tuberculose humaine aux bovidés ; elle a été réfutée au pied levé par le Pr Nocard, de l'Académie de médecine, de l'Institut Pasteur et de l'Ecole d'Alfort et sévèrement jugée depuis par l'illustre Pr Virchow.

---

(1) *Presse médicale* du 24 juillet 1901.

VIII

État actuel de la lutte, organisée en France contre la tuberculose.

La lutte contre la tuberculose a commencé par la constitution d'une ligue française qui, sous l'impulsion provoquée par la commission extra-parlementaire de la Chambre des députés, s'est ramifiée dans un certain nombre de départements (1).

Les ligues départementales ont fait appel à la générosité publique par des souscriptions, des brochures de vulgarisation et, surtout, par des conférences, dans lesquelles les médecins ont joué le rôle dominant et désintéressé ; les résultats acquis sont réconfortants et permettent de compter sur un avenir très prochain (2).

---

(1) V. Ligue française contre la tuberculose, Dr Armaingaud (n° 38 du catalogue).

(2) Dans le Loiret, une première collecte de près de 100 000 francs a permis de construire à Chécy, près d'Or-

L'Exposition française du Pr Landouzy, au Congrès britannique, nous offre, par les détails minutieux de son catalogue ci-dessus, un véritable sommaire graphique de l'organisation actuelle de la lutte antituberculse en France et des progrès rapides qu'elle a réalisés depuis le congrès de Berlin : l'effort de notre part a été en somme considérable.

Il nous a été possible, grâce à l'extrême bienveillance du maître, de voir de près, dans son cabinet, de feuilleter et de parcourir tous les documents et dessins de son Exposition, retour de Londres ; la plupart sont d'une exécution artistique, entre autres les sanatoriums de *Banyuls-sur-Mer* et de *Saint-Trojan*, la *carte de l'Œuvre des Enfants tuberculeux*, le *dispensaire de la rue Marcadet à Montmartre*, le *dispensaire Emile Roux à Lille*.

La *carte de l'armement antituberculeux* (n° 8 du catalogue), dressée par MM. les Drs *Landouzy* et *Sersiron*, a été très remarquée au Congrès britannique, et a fixé au plus haut point notre curiosité et notre attention ; c'est elle qui va nous guider et nous permettre, aidée du cata-

---

léans, un sanatorium qui a ouvert le 15 janvier dernier sa section des hommes avec 20 lits.

logue, de tracer un résumé complet des ressources importantes, dont nous disposons pour combattre la tuberculose (1).

Nous voyons en première ligne sur la carte de l'armement les SANATORIUMS MARINS POPULAIRES (*hôpitaux marins*) consacrés exclusivement aux enfants et aux adolescents, au nombre de 24, de *Saint-Malo-les-Bains, à Nice,* sur la mer du Nord, sur la Manche, sur l'Atlantique et sur la Méditerranée, pouvant dans leur ensemble sanatorier 3 923 enfants.

Les *sanatoriums marins payants* pour enfants, au nombre restreint de deux, la *Maison de Kerfany* (Finistère) et l'*Institut Verneuil* à La *Baule-Escoublac* (Loire-Inférieure), l'un et l'autre admirablement situés et organisés, pouvant disposer de 110 lits.

D'un autre côté, l'*hôpital rural et hydrominéral* de *Forges-les-Bains*, qui appartient à l'assistance publique parisienne, peut interner 224 enfants.

Cinq sanatoriums climatériques et thermaux : *Viala* (altitude, Lozère), *Dax* (thermal et sulfuré-sodique, Landes), *Salies-du-Salatt* (thermal, Hautes-Pyrénées) et la villa climatérique *Alice*

____

(1) Insérée dans cette étude avec l'autorisation de ses auteurs.

Fagniez (annexe de Champrosay) à Hyères (Var), peuvent sanatorier avec leurs indications spéciales 144 enfants.

Au total 4400 enfants ou adolescents qui peuvent, presque tous gratuitement, être admis aux hôpitaux marins, aux sanatoriums climatériques et thermaux ou à Forges-les-Bains : ce chiffre est d'une éloquence qui se passe de plus ample commentaire et prouve avec quelle sollicitude est encouragée la puériculture française.

*
* *

Les *sanatoriums terriens populaires*, spéciaux à l'enfance et à l'adolescence, moins nombreux que les marins, et limités à la banlieue de Paris, soutiennent la comparaison avec ceux-ci pour le soin et le confort de l'aménagement ; ils figurent au catalogue sous les n°ˢ 30 et 40.

Le premier est l'hôpital de *Villepinte* (190 lits), pour jeunes filles, enfants poitrinaires et anémiques, dont la fondation remonte à 1880 : successivement modifiée et agrandie, cette instition, en plein essor aujourd'hui, possède une belle colonie agricole pour ses convalescents à *Champrosay* (S.-et-O.) et la villa *Alice Fagniez* à *Hyères* (Var), où 32 de ses pupilles peuvent être envoyés en cure climatérique.

Le second comprend, sous le *nom d'œuvre
des enfants tuberculeux (tableau noir)* deux maisons distinctes : l'*hôpital d'Ormesson* (130 lits)
réservé aux garçons tuberculeux de 3 à 12 ans et
l'*hôpital de Villiers* (220 lits), réservé aux garçons de 12 à 16 ans. *Villepinte, Ormesson* et
Villiers réunissent 540 lits. A titre d'exemple,
l'*œuvre anti-tuberculeuse* nous arrêtera particulièrement. Elle possède aujourd'hui sept grands
établissements, un dispensaire à Paris, les deux
hôpitaux d'*Ormesson* et de *Villiers*, et quatre
colonies agricoles : *Noisy-le-Grand* (S.-et-O.) et
Trémilly (Haute-Marne), en plein fonctionnement, et deux importantes en création, *Rouge-
mont* (Doubs) et le *Ménillet* (S.-et-O.).

L'œuvre, qui dispose de 350 lits d'hôpital,
dispose également de 350 lits de colonie sanitaire,
au total 700 lits, entièrement gratuits pour
enfants tuberculeux.

L'œuvre a envoyé au *Congrès de Londres* une
série de vues photographiques et un graphique
montrant sa marche d'année en année depuis la
fondation.

On lit, entre autres détails, les chiffres suivants :

Mouvement des malades en	1888-1889.	.	.	32
—	1890-1892.	.	.	1 409
—	1893-1895.	.	.	2 698
—	1896-1898.	.	.	5 911
—	1899-1900.	.	.	8 447

Le Pr Landouzy, dans son rapport au Congrès à propos d'*Ormesson*, dit :

« L'œuvre d'*Ormesson* a été à la peine, il n'est que juste qu'elle soit à l'honneur. »

Enfin mentionnons (n° 20) la colonie agricole du *Cannet*, œuvre du Dr *Vaudremer* et propriété de l'assistance publique de Paris, avec un parc de 19 hectares et une école d'horticulture fondée en 1889, pouvant occuper 32 pupilles.

**
* **

Mais d'autres œuvres humanitaires, sous la rubrique de « *colonies rurales des écoles* » et de « *colonies de vacances* », mentionnées sur la carte de l'armement, viennent encore, d'une façon très efficace et surtout prophylactique, en aide à l'enfance chétive et prétuberculeuse, dans nos grandes villes et dans nos cités industrielles.

C'est elle en effet qui paie le plus large tribut à la contagion bacillaire. Lui faire respirer périodiquement, pendant les vacances scolaires, voire même en permanence, le grand air vivifiant de la campagne, tel est le but commun recherché, pour former des générations robustes et résistantes.

Nous comptons, sur la carte de l'armement que, dans le cours de l'année 1900, nous avons en France 32 colonies rurales des écoles, dispersées aux quatre coins du territoire, lesquelles ont pu recevoir pendant la durée des vacances ou de l'été 4111 enfants, venus des régions de Paris, de Lyon et de Bordeaux.

A Paris spécialement, les caisses des écoles de nos vingt arrondissements font d'énergiques efforts pour multiplier l'assistance au foyer, pour acquérir et aménager des maisons champêtres où, hiver comme été, les enfants pourront venir se fortifier et se retremper. Le dix-huitième arrondissement, propriétaire du château de *Lusancy*, près La Ferté-sous-Jouarre, et le dixième arrondissement de Paris, se sont montrés particulièrement libéraux dans ce mode d'assistance au foyer.

Nous relevons, sur la carte de l'armement, 19 « *colonies de vacances* » qui, par leur titre énoncent précisément le but poursuivi, et dont la plus importante, l' « *œuvre des trois semaines* », ayant débuté avec cet humble vocable en 1881 sous le patronage du protestantisme parisien, a dirigé, dans le cours de la même année 1900, 1482 élus soit dans l'Oise à *Valecourt* et à *Montjavoult,* soit dans le Calvados à *Courseuilles-sur-Mer* et à *Ver-sur-Mer,* soit dans Seine-et-Marne à *Nanteuil* et à *Saint-Denis-les-Rebais* (1). L' « *œuvre du Soleil* » envoie annuellement à *Ahun* (Creuse) 60 enfants et à sa succursale « l'*œuvre des saines vacances* », un nombre égal : au total 120 enfants.

La *colonie maternelle* du IVe arrondissement de Paris à *Mandres* (S.-et-O.) pensionne environ 25 enfants.

Une autre « *œuvre des colonies de vacances* » envoie aux champs pendant l'été, (aux *Bezards* et à *Châtillon-sur-Loire* (Loiret), ou bien à la mer à *Onival-sur-Mer* et à *Fécamp*, autre propriété du XVIIIe arrondissement de Paris, un total de 1 221 enfants qui sont confiés, moyennant indemnité, à des cultivateurs ou industriels ruraux.

Enfin l' « *œuvre des Enfants à la Montagne* », sous les auspices de la ville de Lyon, envoie pendant l'été aux stations montagneuses de *Saint-Etienne*, de *Saint-Jeures*, de *Chambon* et de *Saint-Voy* 1 157 enfants d'ouvriers nécessiteux.

« *L'œuvre des petits Toulousains aux Pyrénées* » reçoit de son côté 100 enfants aux frais de la municipalité de Toulouse et 20 au nom de la Société protectrice de l'enfance.

------

(1) L'œuvre des trois semaines a été conçue par le pasteur LORRIAUX.

En définitive 8 126 enfants pauvres que nos 51 colonies rurales des écoles et de vacances enlèvent chaque année, pendant la belle saison, au séjour atrophiant des grandes villes pour leur faire respirer l'air ensoleillé de la campagne, à titre de prophylaxie ou de postcure tuberculeuse (1).

*
* *

Les sanatoriums populaires pour adultes, que nous lisons inscrits sur la carte de l'armement antituberculeux, figurent au nombre de 12, avec un chiffre de 1 534 lits ; mais en réalité ne fonctionnent actuellement que les suivants :

1° Le sanatorium de *Cimiez*, fondé en 1898 par le Dr *Sabourin*, le premier populaire qui ait été créé en France avec 17 lits ;

2° La *Villa Louise* à Cannes avec 40 lits ;

3° Le sanatorium d'*Hauteville* (Ain), ouvert depuis le 23 août 1900, avec 115 lits, dû à l'ini-

____

(1) L'Allemagne à l'heure présente (fin de 1901) peut opposer à nos *51 colonies rurales des écoles* ou de *vacances* 171 fondations similaires, dont 57 pour la seule ville de Berlin, qui ne marche pas en tête, et non comprises dans ce chiffre 23 demi-colonies, sans analogues chez nous. Voy. *Correspondant* du 25 septembre 1901. *Choses d'Allemagne,* par L. Fiedler.

tiative privée, pour les tuberculeux de Lyon et du Rhône (n° 34) ;

4° Le sanatorium d'*Angicourt* (Oise), propriété de l'Assistance publique et du département de la Seine, ouvert depuis la fin d'octobre bre 1900 avec 160 lits (n° 28).

Tous les autres, y compris celui de *Bligny*, dont le plus ardent promoteur est le Pr *Landouzy*, et qui sera en effet un sanatorium-type (à ouverture très prochaine de la section des hommes), sont à l'état de projet ou de construction.

A ces derniers ajoutons un neuvième, qui portera le nom de *sanatorium philanthropique du Mont-des-Oiseaux* (Var), en exécution d'une donation très importante faite par un généreux anonyme ; sanatorium modèle pour adultes curables. Devant être établi sur les principes de l'hygiène la plus raffinée, il est appelé à être le plus considérable des établissements similaires actuellement existants en Europe.

Les quatre sanatoriums populaires actifs réunissent 332 lits ; en admettant trois mois comme moyenne du séjour au sanatorium, pour que le tuberculeux bénéficie effectivement de la triple cure de repos, d'aération et de suralimentation, 1 328 malades pourront être sanatoriés dans le cours d'une année ; or, nous avons en France 450 000 phtisiques, dont les deux tiers environ adultes ; il faut reconnaître que nos moyens de combat sont encore rudimentaires !

De même les sanatoriums populaires sont insuffisamment suppléés par les services hospitaliers d'isolement, inaugurés récemment dans deux hôpitaux de Paris et dans deux hôpitaux de province.

Nous avons en effet (nos 17 et 17 *bis*) un plan d'ensemble et un détail du service des tuberculeux à l'*hôpital Boucicaut* (40 lits) ; l'aménagement est conforme à toutes les exigences de l'hygiène moderne, ainsi que celui des quatre pavillons nouveaux de l'*hôpital Lariboisière* (n° 18, 72 lits d'hommes et 72 lits de femmes). Total, 184 lits pour les tuberculeux des hôpitaux parisiens.

En province, nous voyons l'hôpital *Clocheville* à Tours (70 lits) et l'*hôpital Pasteur* au Havre (20 lits), dont les pavillons et galeries de cure sont reproduits au n° 24 des dessins Landouzy.

En somme, 274 lits d'isolement dans quatre services hospitaliers, dont deux à Paris et les deux autres à Tours et au Havre ; en présence du grand nombre de phtisiques pauvres dont l'humanité réclame le droit aux soins hospitaliers, c'est une goutte dans un verre d'eau (1).

---

(1) Rappelons qu'au palais de l'hygiène de l'Exposition de 1900, l'Allemagne nous a montré ses 80 sanatoriums

Nous serons bref à l'endroit des *sanatoriums payants* pour adultes, n'offrant pas l'intérêt social des populaires ; ils réalisent tous d'ailleurs les conditions hygiéniques requises pour l'établissement d'un sanatorium à usage de tuberculeux, bien que quelques-uns, sanatoriums de fortune, n'aient pas été construits pour la destination à laquelle ils ont été convertis. Règle générale, il faut être réservé à l'endroit du sanatorium de fortune : les quelques essais qui en ont été faits démontrent ses dangers éventuels.

Au nombre de 12 sur la carte de l'armement, les *sanatoriums payants*, tous en activité, ont un effectif de 412 lits ; nous distinguons aux dessins le *sanatorium de Gorbio* (Alpes-Maritimes) avec 53 lits (n° 25) — le *sanatorium d'altitude de Durtol* (Puy-de-Dôme) avec 50 lits (n° 26), autre fondation du Dr Sabourin avec parc de 5 hectares — le *sanatorium* de *Trespoëy près Pau*,

---

populaires, comptant 7 208 lits ; la Suisse se suffisant presque déjà à elle-même avec ses six sanatoriums possédant 387 lits, organisés par l'initiative individuelle ; la Hongrie en mesure de suivre l'Allemagne avec sa caisse de secours aux malades alimentée par une surtaxe de 3 pour 100 à l'impôt direct, la Belgique, les Pays-Bas et la Russie, parvenant au même but, par le monopole de l'alcool et l'organisation d'une croisade contre l'alcool (Dr PLICQUE, *La lutte contre la tuberculose d'après les documents de l'Exposition*).

renommé par son climat sédatif, sanatorium de fortune, organisé par le Dr Crouzet avec la plus grande correction (n° 33) (33 lits, 10 au début).

Nous avons visité dans le Loiret et dans le Loir-et-Cher les *deux sanatoriums de Meung-sur-Loire* et de *Lamotte-Beuvron*, de création récente.

Le premier (17 lits) est dirigé par le Dr Leriche et le second (32 lits) par le Dr Hervé.

Le *sanatorium de Meung* est installé au milieu d'un parc enclos de 4 hectares, planté de hautes futaies et de charmilles, en pleine campagne, sur les bords de la Loire en élévation, dans un site très pittoresque.

Le *sanatorium des Pins*, de *Lamotte-Beuvron*, d'une superficie de 12 hectares, est construit sur le point le plus élevé de la région, abrité de tous côtés par des bois de pin sylvestre, qui le rapprochent de la ville d'hiver d'Arcachon.

Ces deux sanatoriums, à quatre heures de Paris, très scientifiquement aménagés et surveillés avec la plus parfaite compétence par les directeurs, qui vivent au milieu de leurs malades, sont fréquentés par les parisiens de la classe bourgeoise et commerçante.

*
* *

Les familles riches dont un membre est atteint de tuberculose, à un degré quelconque, se résignent difficilement au sanatorium, ou ne l'acceptent que temporairement comme une école d'instruction technique, où l'on passe pour apprendre à se soigner chez soi ; elles préfèrent généralement et à juste titre le « home sanatorium », que préconise le Pr Landouzy.

Le « home sanatorium » doit comme le sanatorium, et plus que lui encore, répondre aux conditions suivantes : maison isolée, construite sur un sol perméable et bien drainé, protégée contre les vents du Nord, de l'Ouest et de l'Est par une hauteur boisée, avec une surveillance de tous les instants, et surtout un malade discipliné, ne prenant que des exercices modérés, préalablement dosés et contrôlés par le médecin.

Terminons en rappelant que les statistiques du sanatorium fermé et du « home sanatorium » fournissent d'égales séries d'améliorations et de guérisons, et cette vérité, à l'usage du public, que le sanatorium et à fortiori le « home sanatorium » n'entraînent aucun danger d'infection ni pour les habitants sains, ni pour les voisins, ni pour les populations environnantes.

*
* *

Le *dispensaire*, l'innovation la plus récente de l'armement antituberculeux, est à la fois le préliminaire et le corollaire du sanatorium ; quatre maisons sanitaires de ce genre sont actuellement en activité à *Paris*, une dans la banlieue à *Bois-Colombes* et quatre en province à *Lille*, à *Semur* (Côte-d'Or), à *Lyon* et à *Brive* (Corrèze).

Huit autres dispensaires sont en projet à *Paris*, quatre sont en organisation dans les départements de la *Mayenne*, d'*Indre-et-Loire* et de la *Loire-Inférieure*. Nous nous arrêterons aux deux dispensaires, n°s 31 et 35, dont les graphiques ont été très remarqués dans l'*Exposition Landouzy*.

Le premier est le dispensaire *Emile Roux* à Lille, qui a emprunté pour ses consultations le local de l'*Institut Pasteur*. Au n° 31 un plan d'ensemble, au n° 32 le fonctionnement détaillé du dispensaire : nous retenons deux modèles de crachoir individuel et collectif, le premier à très bas prix, des schémas curieux pour la localisation des lésions stéthoscopiques, un spécimen de lit que le dispensaire prête aux tuberculeux mariés pour éviter la contagion.

Le second est le *dispensaire de la rue Marcadet* (Montmartre), édifié par l'*œuvre générale des dispensaires antituberculeux*, sous l'impulsion du Dr Léon Bonnet de Paris, pour la préservation et la guérison de la tuberculose. Plusieurs cartes développent son historique et son fonctionnement. Le dispensaire donne consultations et médicaments à une moyenne de vingt malades par jour, et distribue également des secours à domicile.

Nous avons encore sur la carte les *dispensaires de la rue de la Boëtie (Œuvre des enfants tuberculeux), de la rue de Bellefonds, de la rue d'Assas,* dont les attributions sont identiques.

Huit nouveaux dispensaires sont projetés à Paris ; ces dispensaires de quartier, recevant un très grand nombre de tuberculeux précoces, tiennent lieu de sanatorium urbain, et sont appelés à rendre les plus signalés services à la population ouvrière des villes.

*
* *

Nous notons en dernier lieu sur la carte de l'armement six *stations climatériques,* dont une seule, *Arcachon* (ville d'hiver), établie au milieu d'une vaste forêt de pins maritimes, à proximité de la mer, sous un ciel d'élite, présente une série construite de « home sanatoriums » qui fait de ce milieu une station privilégiée à tous égards, à indications multiples, et très fréquentée par la clientèle cosmopolite.

Toutes les autres, le *Revard* et *Pralognan*

(Savoie), *Thorenc* (Alpes-Maritimes), *Vizzavone* (Corse) (1), sont des stations d'altitude variant de 1 000 à 1 500 mètres.

Seule une cinquième, le *Mont-Dore*, réunit en même temps le précieux avantage de posséder des eaux thermo-arsenicales, usitées de temps immémorial avec succès dans le traitement de la phtisie commençante, et dotée, aujourd'hui, d'un établissement hydrothérapique de premier ordre.

*
* *

Le *catalogue Landouzy* mentionne aux numéros 29 et 35, comme consignées dans le dossier de son exposition, deux pièces importantes, relatives à la propagation et à la prophylaxie de la tuberculose ; nous reproduisons la première ci-dessous intégralement.

(N° 29) *Avis du Ministère du Commerce, des Postes et des Télégraphes, concernant la propagation de la tuberculose.*

La tuberculose fait chaque année parmi les employés des Postes et des Télégraphes plus de 200 victimes. Les employés sédentaires, qui

---

(1) Nous renvoyons pour la Corse à la carte dressée par nous, insérée à la fin de cette étude, telle qu'elle figurait à l'*Exposition Landouzy*.

travaillent dans les bureaux, sont plus exposés que les employés des services extérieurs.

Cela ne tient pas seulement à ce que ces derniers ont une vie plus active, vivent plus au grand air ; cela tient surtout à ce que les employés des bureaux sont plus exposés à la contagion.

La tuberculose ne se transmet que par la contagion. On connaît toutes les façons dont elle peut se transmettre et si tout le monde s'appliquait à respecter ou à faire respecter quelques très simples prescriptions d'hygiène, la tuberculose deviendrait une maladie rare, alors qu'actuellement en France elle cause presque le tiers du nombre des décès.

La tuberculose se contracte, mais rarement, en mangeant de la viande ou buvant le lait d'animaux tuberculeux. La viande cuite et le lait bouilli ne la transmettent jamais.

La tuberculose se contracte presque toujours par les crachats desséchés des tuberculeux. Quand un tuberculeux crache sur le sol, surtout sur le sol d'un local où travaillent un grand nombre de personnes, il sème la mort autour de lui et crée un danger redoutable pour lui-même. En effet les crachats contiennent par millions le germe mortel ; desséchés, ils se répandent dans l'air, se mêlent aux autres poussières, et même après plusieurs années peuvent, chez ceux qui les respirent, reproduire ou aggraver la maladie...

Ce mode de contagion est de beaucoup le plus fréquent.

Il est facile de comprendre que l'on pourrait, sans difficultés trop grandes, arriver à les supprimer. Pour cela il suffirait que chaque employé, dans son intérêt propre, dans l'intérêt de ses collègues, dans l'intérêt de sa famille, respectât et fît respecter la défense de cracher sur le sol.

De son côté l'administration est décidée à prendre des mesures de protection telles que : assainissement et désinfection de certains locaux, installation de crachoirs hygiéniques, suppression du balayage et imperméabilisation des parquets, etc., etc.

De plus la tuberculose étant une maladie des plus guérissables, surtout quand on peut la soigner dès son début, la création d'un sanatorium pour les employés des Postes et des Télégraphes est à l'étude.

Le second document (n° 36) — (*Commission extra parlementaire. — Rapport à l'académie de médecine*, etc.) peut être résumé dans les termes suivants :

1° Le crachat, agent de contage, doit être détruit partout où il se rencontre ;

2° Suppression systématique et rigoureuse des logements insalubres et création d'un grand nombre d'habitations hygiéniques à bon marché ;

3° Augmentation des salaires ruraux dans le but d'entraver l'émigration des paysans vers les villes, puisque ce sont eux qui fournissent le plus fort contingent à la tuberculose ;

4° Lutte contre l'alcoolisme par l'éducation populaire, la suppression du privilège des bouilleurs de cru, la limitation des cabarets à un petit nombre, la prohibition de la vente pour la consommation de tout autre alcool que l'éthylique ;

5° La déclaration obligatoire de la tuberculose et la désinfection systématique des locaux habités par les tuberculeux ;

6° L'isolement des tuberculeux à l'hôpital ;

7° Exclusion rigoureuse du tuberculeux de toutes les collectivités, ce qui entraîne comme conséquence, la création pour ceux-ci de grandes exploitations agricoles, annexées aux sanatoriums, où ils trouveraient avec la vie au grand air et une hygiène sévère, quelque chance de guérison. — L'exposé, que nous venons de donner, grâce aux dessins et surtout à la carte de *l'armement antituberculeux* de l'*Exposition Landouzy,* présentée au Congrès de Londres, suffit pour énumérer les moyens que possède notre arsenal antituberculeux en France, dans la lutte contre la tuberculose.

Il y a deux ans, à la suite du Congrès de Berlin, c'était le désemparement : aujourd'hui nous avons, 26 *hôpitaux marins populaires,* 2 *payants,* 1 *hôpital rural,* 5 *sanatoriums climatériques et thermaux,* 3 *sanatoriums terriens,* 1 *dispensaire,* 6 *colonies agricoles,* 51 *colonies rurales des écoles ou de vacances,* tous réservés à l'assistance exclusive des enfants tuberculeux actifs, convalescents ou guéris.

Du côté des adultes non payants, nous sommes moins bien partagés : 4 *sanatoriums,* sur 12 énoncés, sont seuls en fonctionnement, tandis que les 12 *payants* sont ouverts ; en outre 4 *dispensaires considérables* et un nombre double en projet ; 6 *stations climatériques* ; 4 *services hospitaliers d'isolement.* D'autres villes, qui ne sont pas inscrites sur la carte de l'armement, ont créé des dispensaires antituberculeux importants, notamment *Bordeaux.*

Donc un grand mouvement se dessine et se prépare en faveur du sanatorium, ici, de fortune, allant au plus pressé, là, au contraire, grâce à une générosité anonyme sans bornes, un sanatorium immense et modèle, qui donnera l'impulsion de l'exemple, et dont nous avons parlé plus haut. D'autres donations suivront à l'envi :

en France l'élan de la charité est contagieux ; nos grandes industries, nos grandes administrations édictent toutes des mesures pour la destruction des crachats par des avis de publicité, par des crachoirs collectifs mis à la disposition du personnel ou du public.

D'autres allant plus loin, les *grands magasins du Louvre* par exemple, ont agi ; leur directeur, M. Honoré, a rattaché un sanatorium de fortune de 16 lits pour ses employés à l'*hospice Perrin, de Tournan* (S.-et-O.).

D'un autre côté, il est question de créer des *sanatoriums* régionaux, voire même départementaux, pour les instituteurs ; un *sanatorium* pour les employés des Postes et Télégraphes est en projet au ministère du Commerce, qui leur distribue en attendant les conseils les plus documentés.

Tout le monde commence à comprendre que la préservation de la tuberculose s'impose comme un *devoir social* ; tout nous laisse donc espérer une solution à bref délai.

C'est ce que nous allons rechercher dans le chapitre suivant.

IX

**Moyens sociaux destinés à prévenir et à combattre
la tuberculose.**

Nous avons vu précédemment les modes usi-
tés en Allemagne pour combattre rationnelle-
ment cette grande mangeuse d'hommes qu'est la
tuberculose. Nos voisins n'ont pas hésité à souscrire les plus lourdes dépenses pour assurer la
bonne organisation et le développement de leurs
sanatoriums.

Les plus illustres médecins de l'Empire se
sont voués tout entiers à l'œuvre entreprise, et
ont poursuivi avec une énergie digne d'exemple
le but proposé ; le législateur lui-même ne s'est
pas laissé distancer dans cette voie et a montré
son ardeur de mieux faire ; enfin la bonne volonté de tous, la foi dans l'avenir ont suscité un

mouvement, que nous sommes loin d'avoir égalé en France.

Est-ce à dire qu'il ne saurait se rencontrer chez nos compatriotes un tel élan de générosité ? Certes non. On sait quelles sommes considérables sont versées chaque année aux œuvres de philanthropie, combien de dévouements sublimes se rencontrent dans la lutte contre les fléaux de toute espèce qui accablent les humbles. Le législateur se montre disposé à tout faire : il ne peut s'attaquer à ce mal terrible, dont la cause est obscure autant que les premiers symptômes en sont latents, difficiles à déceler et qui, par lui-même, échappe aux expertises et aux discussions juridiques.

Où donc découvrir les lois, les capitaux nécessaires, et surtout la direction à donner à ces derniers, pour en faire un instrument utile de sauvegarde ?

* * *

La loi sur les retraites ouvrières.

Un publiciste distingué, M. le Dr *Romme*, examinant le projet *Gueysse* sur *les retraites ouvrières,* soutenu par le parti socialiste et dont l'article premier a déjà été voté par la Chambre des députés, croit pouvoir conclure que la vul-

garisation des sanatoriums en France, à l'instar
de l'Allemagne, est étroitement liée au vote prochain de cette loi.

Les *caisses de retraites ouvrières* auront en
effet tout avantage à prévoir, à arrêter et à guérir la tuberculose, en construisant de nombreux
sanatoriums populaires, ce qui n'empêchera pas
la contribution aussi large que possible de la
bienfaisance individuelle qui, en France, plus
que partout ailleurs, est inépuisable, quand elle
est instruite et guidée.

Dans le *projet Gueysse* l'assurance est obligatoire, bilatérale et faite par l'État ; la cotisation
journalière de l'ouvrier est de cinq centimes,
celle du patron de dix centimes ; elle procurerait
ainsi aux caisses un apport annuel supérieur à
200 millions de francs ; plusieurs chambres de
commerce, de nombreux syndicats agricoles et
ouvriers, consultés par le gouvernement, se sont
déjà prononcés pour la liberté absolue de l'assuré ; d'autres admettant le système obligatoire,
réclament la cotisation ouvrière gratuite et supportée par l'État ; dans ces conditions, la *loi sur
les retraites ouvrières* deviendrait pour le budget une nouvelle et très onéreuse charge, que
la situation de nos finances ne permet pas d'envisager.

*
* *

La loi du 1ᵉʳ avril 1898 et l'Union des mutualités.

Nous pouvons, sans empiéter sur l'avenir et sans besoin d'une nouvelle loi incertaine, dangereuse même, nous adresser à une loi existante et peu connue, qui a donné ses preuves, et récemment promulguée, *la loi du 1ᵉʳ avril 1898.*

Il ne s'agit pas ici de manifestations individuelles qui, très louables en elles-mêmes, ne sauraient opposer à la tuberculose une défense irrésistible : leur manque de cohésion, l'insuffisance de leurs ressources pécuniaires, le défaut d'unité, de direction suffiraient à démontrer l'inanité de leurs efforts.

Ce qu'il faut — qu'on ne l'oublie pas — c'est une organisation complète, capable d'apporter à un grand nombre d'individus appartenant aux groupements professionnels — et c'est un monde — un peu de santé et peut-être la vie. Que pourraient, hors certains cas isolés, les initiatives privées en face d'un mal envahissant, qui s'étend et gagne toute une population spéciale ?

On se figure aisément que l'État, dont la fonction sociale s'accentue tous les jours, devrait pourvoir à ce droit : la vie.

Sans doute, les caisses de l'État pourraient subvenir à la création de sanatoriums pour les ouvriers ; mais, outre les embarras budgétaires auxquels elle viendrait se heurter, les rouages de cette lourde machine seraient singulièrement compliqués, et sa mise en marche bien lente. On sait les difficultés auxquelles a donné lieu l'application de la *loi sur les retraites de la vieillesse,* et l'exemple de l'Allemagne, si réconfortant à maints points de vue, est peu fait pour encourager en ce qui concerne le rôle de l'État.

** * **

De ce qui précède, il ressort que ni la charité privée, ni l'État ne sont susceptibles d'offrir, sans inutiles complications, la solution de cette question si grave, *la guérison et la prophylaxie de la tuberculose ?* A quelle porte frapper ? Pourquoi ne pas demander l'*initiation* de cette œuvre à ces institutions, associations ou groupements, qui réunissent un certain nombre d'individus en dehors de l'exploitation d'une même entreprise, dans un but d'intérêt général ?

Elles ont des ressources, des moyens d'action, une organisation précise ; elles sont placées sous la tutelle de la loi qui les protège et les encourage ; elles ont pour but d'améliorer la situation de leurs membres.

Pourquoi dès lors les *sociétés de secours mutuels* et les *syndicats professionnels* n'aborderaient-ils pas de concert la lutte contre la tuberculose ?

*
* *

La loi du 1er avril 1898 — la *charte de la mutualité* — s'exprime ainsi :

TITRE PREMIER

Dispositions communes à toutes les sociétés.

« Art. 1er. — Les sociétés de secours mutuels sont des associations de prévoyance, qui se proposent d'atteindre un ou plusieurs des buts suivants : assurer à leurs membres participants et à leurs familles des secours en cas de maladie, blessures ou infirmités, leur constituer des pensions de retraites, contracter à leur profit des assurances individuelles ou collectives en cas de vie, de décès ou d'accidents, pourvoir aux frais des funérailles et allouer des secours aux ascendants, aux veufs, veuves et orphelins des membres participants décédés. Elles peuvent en outre, accessoirement, créer, au profit de leurs membres, des cours professionnels, des offices gratuits de placement, et accorder des allocations en cas de chômage à condition qu'il soit pourvu à ces trois ordres de dépenses au moyen de cotisations ou de recettes spéciales. »

Tels sont les bénéfices importants consentis par cette loi. Ne retenons que ceux d'entre eux qui regardent la maladie ; ce sont pour les travailleurs les plus immédiats et les plus étendus. Les statistiques, publiées à ce sujet par le service compétent du Ministère de l'Intérieur, établissent que les frais de maladie absorbent à eux seuls plus que l'apport des adhérents. Les chiffres officiels sur les opérations de l'année 1896 fixent la cotisation individuelle à 14 fr. 15 avec une moyenne de dépenses s'élevant à 17 fr. 84, soit un excédent de celles-ci de 3 fr. 69. Les capitaux, qui garantissent les autres attributions prévues par la loi, sont donc exclusivement fournis par les membres honoraires, les dons, les legs et les subventions de l'État.

C'est assez dire que la situation financière des sociétés de secours mutuels est loin d'être brillante ; cette infériorité se conçoit ; disséminées sur tout le territoire en sections infinies, elles sont pour la plupart des groupements professionnels qui réunissent un très petit nombre de sociétaires et sont, malgré l'exacte perception des versements, malgré les secours de l'État, incapables de poursuivre l'achèvement de projets un peu vastes (1).

Le législateur prévoyant a pensé que ces associations étaient des instruments extrêmement simples appelés, par le fait même de cette simplicité, à attirer la foule. Mais il n'a pas oublié non plus que, comme tout le mécanisme de la vie sociale, celui-ci arriverait, par le jeu fatal de son évolution, au plus haut degré de la précision et de la perfection : il a donc prévu le jour où les sociétés de secours mutuels, rapprochées par un même sentiment de solidarité, s'uniraient entre elles.

Tel est en effet le but de l'article 8 :

« Il peut être établi entre les sociétés de secours mutuels, en conservant à chacune d'elles son autonomie, des unions ayant pour objet notamment :

a) L'organisation en faveur des membres participants des soins et secours énumérés dans l'art. 1er...

b) c)...

d) L'organisation d'assurances mutuelles pour les risques divers auxquels les sociétés se sont

______

(1) *L'Union de la mutualité* compte 2 000 sociétés mutualistes à l'heure présente.

engagées à pourvoir, notamment la création de caisses de retraites et d'assurances communes à plusieurs sociétés pour les opérations à long terme et les maladies de longue durée. »

Dès lors s'il s'agit de provoquer une véritable croisade contre la tuberculose, n'a-t-on pas dans le n° 4 de l'article 8 de la loi du 1er avril 1898, tous les éléments voulus pour entreprendre la lutte ? Organisation peu coûteuse, animée au plus haut point de l'esprit de charité, commun à toutes les institutions de prévoyance.

Et alros pourquoi ne pas concevoir la France, couverte d'un réseau de sociétés de secours mutuels qui, unies elles-mêmes entre elles, maîtresses de leurs capitaux, fonderaient et entretiendraient, de leurs deniers, les sanatoriums nécessaires au monde du travail ?

Hélas ! ce n'est qu'un rêve, pour le moment du moins !

En effet, qu'on se reporte aux statuts modèles, élaborés par la commission spéciale du ministère, et qui forment la base de ceux acceptés comme type normal des sociétés de secours mutuels, on voit que (art. 35) :

« Les membres participants ou malades ont droit aux soins médicaux et aux médicaments pendant une durée de... (p. ex. 6 mois) pour chaque maladie.

« Ils ont droit en outre à une indemnité quotidienne en argent de.... à partir du 1er jour... jusqu'au (p. ex. 30e jour) de maladie.

« Une indisposition de cinq jours ne donne pas droit à une indemnité : une maladie plus prolongée y donne droit à partir du 1er jour.

« Lorsqu'à l'expiration du dernier terme plus haut fixé, le malade n'est pas rétabli, le Conseil décide si les soins médicaux, les médicaments et l'indemnité quotidienne peuvent lui être continués. »

On voit par là quelle limitation a été prévue pour la durée de la maladie. C'est-à-dire que la tuberculose, dont le cycle moyen, en tout état de cause, est presque toujours au delà de six mois, échappera aux soins du médecin, alors que le malade est en pleine acuité de désorganisation tuberculeuse du poumon !

Mais l'art. 7 des mêmes statuts modèles le prévient encore.

En effet :

« Pour être admis à titre de membre participant, le candidat doit remplir les conditions suivantes :

« 1° 2° 3°...

« 4° Avoir été reconnu valide par un médecin désigné ou agréé par la société et auquel l'identité du candidat a été préalablement certifiée...

« L'avis du médecin ne doit pas être motivé. »

Ainsi nous sommes en présence de groupements organisés — un peu primitivement encore — pour dispenser à la classe pauvre des soins et des médicaments : mais la tuberculose, la plus curable des maladies chroniques, lorsqu'elle est attaquée au début, du moins, est proscrite par les mutualités ; cette « Ontlaw » peut, à son aise, dévorer les petits et les humbles !

Est-ce à dire que tous les espoirs sont interdits? Non assurément.

Le législateur s'est toujours montré plein de bienveillance pour le mutualisme. Et il nous semble bien que les Unions, dont nous avons déjà parlé, pourraient, le jour ou elles auraient pris conscience de leur force, construire des sanatoriums à leur usage exclusif, en dehors des soins particuliers prévus par la Loi et sur un mode nouveau de réglementation : car ni l'État, ni les départements, ni la grande industrie n'hésiteraient à donner leur puissant concours à cette œuvre de salut public.

Il faut donc espérer. En concevant la loi de 1898, le législateur a voulu, avant tout, éveiller l'esprit de solidarité et de prévoyance chez les travailleurs ; sa portée, les espérances qu'elle a fait concevoir, les immenses services qu'elle peut rendre, commandent d'ores et déjà de favoriser son essor et d'élargir ses applications. Et l'on peut prévoir le jour où, sous ces auspices, les phtisiques nécessiteux iront respirer, à pleins poumons, la santé et la vie.

*
* *

La défense des intérêts du groupement, au point de vue tant moral qu'hygiénique, résume le but fondamental des sociétés de secours mutuels. Tel était le but de ces vastes associations créées par les bâtisseurs des grandes cathédrales du XIII\ :sup et du XIV\ :sup siècles, par les Guildes (1), les compagnonnages (2), « les compagnons du Devoir » et qui ont abouti par une lente et très remarquable évolution à la conception moderne du syndicat professionnel, sous l'effet de la liberté du travail et de la liberté d'association.

Il ressort de cette communauté d'origine un parallélisme qui persiste encore ; dans l'un et l'autre cas, le législateur a voulu rattacher à ces

---

(1) Les *Guildes*, associations bourgeoises et ouvrières du moyen âge, existent encore aujourd'hni en Russie.

(2) Le *compagnonnage*, association mystérieuse entre les ouvriers du même état ou d'états analogues, revit de nos jours dans les « compagnons du devoir », dont les statuts fédératifs se rapprochent beaucoup de ceux antérieurs à la Révolution.

institutions un régime susceptible de leur préparer des moyens d'action suffisants, tout en limitant cependant leur capacité.

Elles présentent toutefois des différences notables ; les syndicats forment des groupements purement professionnels ; la défense des intérêts économiques, qui leur est dévolue, en fait des unités de combat dans la lutte ardente du travail ; il s'ensuit que la politique — politique économique, il est vrai, la plus terrible peut-être, car elle atteint les sources vives de la nation — est le fait de ces syndicats qui, bien dirigés, deviendraient un merveilleux instrument dans la main du travailleur. Qu'on se rappelle seulement les bienfaits sans nombre procurés aux ouvriers par les *Trades-unions anglaises*.

On sait ce qu'est le syndicat aux termes de la loi de 1884 :

« Les syndicats ou associations professionnelles ont exclusivement pour objet l'étude et la défense des intérêts économiques, industriels, commerciaux et agricoles » (art. 3).

« Les syndicats ou associations professionnelles même de plus de vingt personnes exerçant la même profession, des métiers similaires ou des professions connexes concourant à l'établissement de produits déterminés, pourront se constituer librement sans l'autorisation du gouvernement. »

Dès lors on pourrait croire que ces associations, elles aussi, coopéreraient à l'établissement des sanatoriums. Ne sont-elles pas les premières intéressées, elles qui voient leurs membres fauchés par la maladie, au milieu de leurs travaux ?

Mais l'art. 6 de la loi les limite encore :

« Ils ne pourront acquérir d'autres immeubles que ceux qui seraient nécessaires à leurs réunions, à leurs bibliothèques, et à des cours d'instruction professionnelle. »

Il en est de même d'ailleurs pour « les unions de syndicats qui (art. 5 1), régulièrement constituées, pourront librement se concerter pour l'étude et la défense de leurs intérêts économiques, industriels, commerciaux et agricoles », et le législateur formule comme conclusion un veto irréductible : « elles ne pourront posséder aucun immeuble, ni ester en justice » (art. 5 in fine).

Donc, et tout aussi bien pour les sociétés de secours mutuels, les facilités accordées aux syndicats s'arrêtent au seuil même des intérêts, qui sont l'objet de cette étude.

Seulement il ne faut pas oublier que le même législateur, en réunissant la capacité et les droits du syndicat, n'a pas voulu, en tout état de cause, priver les travailleurs des moyens que possèdent

les affiliés de la moindre des sociétés de secours
mutuels, et il a dit : « Les syndicats professionnels pourront sans autorisation, et en se
conformant aux dispositions de la loi, constituer
entre leurs membres des caisses spéciales de
secours mutuels et de retraites » (art. 6).

⁂

N'est-ce pas là la vérité? N'est-ce pas là que
se trouve le nœud du problème des sanatoriums ?

Non pas que la faculté, accordée aux syndicats
de sociétés de secours mutuels, comporte à nos
yeux plus de facilités et de moyens, que celle qui
est consentie aux sociétés de secours mutuels.
C'est la même restriction étroite, la même tutelle
impérieuse.

Mais si les associations mutualistes propre-
ment dites sont liées, médiocrement actives en
raison même de leur faible extension, les syndicats, au contraire, prennent chaque jour conscience d'eux-mêmes ; ils marchent en fait vers
une sorte de souveraineté économique, inaugurée
et maintenue par la loi de 1884, qui reconnaît
cette souveraineté et assure l'emploi d'une
sanction en interdisant le travail à celui qui ne
s'y soumet pas. De plus les membres des groupements professionnels sont liés entre eux par

une très puissante solidarité — peut-être plus réelle que celle qui unit les membres d'une même division territoriale — la commune, par exemple.

Dans ces conditions, serait-il téméraire de demander à ces associations de provoquer les mesures propres à organiser la défense contre la tuberculose? En considérant les termes de *la loi de 1884* sur les syndicats et les prescriptions de la loi de 1898 sur les *sociétés de secours mutuels*, ne pourrait-on pas aboutir à cette *immense fédération* des *sociétés de secours mutuels* qui, puissantes et par l'autorité attachée aux groupements dont elles dépendent, et par la collectivité de leurs capitaux, ne craindront pas d'affronter la cure sanatoriale de la tuberculose, l'œuvre de relèvement patriotique attendue de tous?

Et ne serait-ce pas une entreprise harmonieusement belle que cette lutte contre la tuberculose, conduite par toutes les forces du travail, concentrées dans un même sentiment de solidarité fraternelle, pour concourir à la sauvegarde de l'humanité?

Nous avons dit plus haut l'optimisme de certains esprits qui entrevoyaient, dans le vote de *la loi sur les retraites ouvrières*, la réalisation, financièrement possible à bref délai, de la question des sanatoriums populaires ; malheureusement, d'un autre côté, les mutualistes voient une menace directe dans les articles 22 et 23 de la loi future.

Quoi qu'il en soit, comme nouvelle et récente preuve de la sollicitude des pouvoirs publics, nous reproduisons les conclusions suivantes, rédigées par le Dr Amodru, au nom de la Commission parlementaire d'hygiène publique, « sur les mesures à prendre pour assurer les progrès de la tuberculose » :

1° Que l'Etat fasse apposer dans tous ses locaux l'affiche portant interdiction de cracher par terre, en avertissant que tout contrevenant sera expulsé ;

2° Que l'Etat fasse placer dans tous ses locaux des crachoirs hygiéniques, à un mètre du sol, surmontés d'une affiche portant : « Crachoir hygiénique ; il est interdit de cracher par terre » ;

3° Que l'Etat supprime dans ses locaux le balayage à sec, et le fasse remplacer par le balayage humide obligatoire ;

4° Que l'Etat impose à tout son personnel un carnet sanitaire individuel ;

5° Que l'Etat établisse pour chacune de ses collectivités une statistique annuelle de la morbidité et de la mortalité par catégorie ;

6° Que les communes créent des dispensaires antituberculeux ;

7° Que l'Etat et les collectivités favorisent parmi leur personnel la création d'assurances contre la maladie et l'adhésion aux compagnies d'assurances contre la maladie, spécialement contre la tuberculose ;

8° Que l'Etat crée des sanatoriums d'Etat pour la cure de ses agents touchés par la tuberculose ;

9° Que l'Etat favorise par tous les moyens possibles la propagation en faveur de la prophylaxie antituberculeuse : « imprimés, conférences, œuvres d'assistance aux tuberculeux » ; qu'il crée en particulier une commission technique antituberculeuse permanente.

Si l'esprit de cette circulaire est appliqué avec énergie et persévérance, elle marquera une étape mémorable dans la marche en avant de la lutte contre la tuberculose.

X

Conclusions.

Avant d'exposer les conclusions qu'il convient de tirer de cette étude, il est difficile de ne pas dire un mot des établissements pour le traitement de la tuberculose à l'usage des classes aisées. On en rencontre dans tous les coins de l'Allemagne, la Suisse en est peuplée. Mais ils sont moins intéressants à tous les points de vue. Celui qui, pour se soigner, peut dépenser 20 à 30 francs par jour se débrouille toujours. Qu'on lui fasse faire la cure d'air à 1560 mètres ou à 1856 mètres comme à Davos ou à Saint-Moritz, qu'on y adjoigne la cure de lumière, comme dans tel sanatorium d'Autriche où les malades se promènent aux rayons du soleil, dans la plus complète nudité, cela peut encore passionner un médecin,

qui tirera toujours son profit d'une visite dans
ces établissements, mais au point de vue social
cela nous laissera parfaitement froid. Le bourgeois n'a pas besoin que nous l'aidions à se tirer
d'affaire, c'est la cause du prolétaire que nous
plaidons ; car, pour lui, les sanatoriums ne repré-
sentent pas seulement un endroit où il se soi-
gnera de telle ou telle manière, cela veut dire *les
moyens de se soigner*, d'avoir du grand air, du
repos et de la saine nourriture. Autant le « sanatorium pour riches » est chose indifférente pour
un pays, si, comme nous l'avons fait dans cette
étude, on se place surtout au point de vue social,
autant le « sanatorium populaire » est une institution indispensable pour la lutte contre la tuberculose.

« Les grandes causes de la tuberculose sont
« d'abord l'alcoolisme, qui a fait tant de progrès
« chez nous depuis quelques années ; puis l'air
« confiné des habitations ouvrières, résultant de
« la promiscuité et de l'encombrement ; et enfin
« l'ignorance pour tous des lois les plus élémen-
« taires de l'hygiène. » (1)

Mais avant que l'on ait eu le temps de s'atta-

---

(1) Cf. Raoul Brunon, directeur de l'École de médecine
de Rouen, rapport à l'Académie de médecine. *Bulletin
médical*, 1901, p. 301.

quer à ces causes maîtresses, avant qu'il soit possible d'édicter des réglementations pratiques sur les logements insalubres ; avant que l'on ait compris dans le peuple que si les médecins s'élèvent contre l'alcool, c'est exclusivement dans l'intérêt supérieur de la santé publique ; avant surtout que l'on ait appris dans les écoles comment il faut faire pour se bien porter, de même que l'on apprend à lire et à écrire ; avant que les pratiques hygiéniques aient passé dans les masses — des années et des années s'écouleront, pendant lesquelles des tuberculeux évolueront et mourront, diffusant autour d'eux les microbes et la contagion.

C'est pour cela, et afin de pouvoir engager immédiatement une lutte effective contre la tuberculose, que nous réclamons dès maintenant le *principe du sanatorium populaire, institution d'État*.

Non seulement le sanatorium populaire, ainsi qu'on le considère en Allemagne, est une école pratique d'hygiène antituberculeuse d'où le malade rapporte à sa famille les enseignements salutaires ; non seulement il supprime momentanément des causes de contagion, par ce fait qu'il écarte, pour un temps, le principe morbide de la famille et de la société ; mais, avant tout, ainsi que nous l'avons dit précédemment, le « sanatorium populaire » représente pour l'ouvrier tuberculeux le *moyen de se soigner*.

Comment sont-ils les logements d'ouvriers pour la plupart ? tellement exigus que, souvent, toute la famille couche dans la même pièce et, manquant de lumière, comme ils manquent d'air. Est-ce là que le tuberculeux pourra faire la cure à laquelle on le soumet et ventiler son poumon ?

On lui dit aussi : « Reposez-vous, faites de la « chaise longue, buvez du lait, mangez des œufs, « ayez une nourriture abondante et variée. »

Où prendra t-il tout cela, le malheureux qui vit, au jour le jour, du travail de ses mains ? Les quelques économies qu'il peut avoir sont bientôt parties ; et la maladie qui se prolonge, c'est la misère pour lui et pour les siens.

Le sanatorium populaire, tel que l'ont conçu les socialistes allemands, résume tout cela : les soins à la campagne, la guérison ou tout au moins la « guérison au sens pratique » — pour l'ouvrier tuberculeux, l'existence assurée à sa famille pendant le temps qu'il passe lui-même à se soigner.

C'est ce qu'il faut que l'ouvrier comprenne. Voilà ce qu'il doit demander à ses mandataires. Qu'on lui donne au moins le moyen de lutter efficacement contre la plus terrible de toutes les maladies qui s'attaquent aux travailleurs —

puisqu'il faut être un bourgeois pour avoir sa part d'air et de lumière.

*
* *

Mais ce sanatorium populaire que l'ouvrier est en droit de réclamer pour lui, il faut aussi que le bourgeois l'exige — dans son intérêt personnel. Les classes dites dirigeantes ont bon cœur, cela est entendu ; l'injustice les révolte et les souffrances d'autrui leur sont une douleur. Mais il est encore plus sûr lorsque l'on veut arriver à un résultat rapide et pratique de faire appel aux sentiments égoïstes. C'est moins noble, mais le sentiment du danger qu'il court lui-même fera plus certainement vibrer le bourgeois et les cordons de sa bourse se délieront plus vite.

Qu'il comprenne donc bien que la tuberculose ouvrière est une menace constante aussi pour lui. Le tuberculeux dangereux, en effet, ce n'est pas le bourgeois qui se soigne dès qu'il se sent malade et s'empaquète de précautions comme de couvertures pour ses rhumes. Celui-là va dans le midi ou à la montagne, a conscience du péril qu'il peut être pour les autres et vit en conséquence.

Mais le commis de magasin qui traîne une « petite bronchite, longue à guérir » ? le facteur qui, tout en distribuant ses lettres, continue à

toussailler longtemps après un « rhume négligé » ?
l'ouvrier quelconque, ignorant du mal qu'il peut
faire et qui laisse sur son passage des microbes
et des crachats?...

Tous ceux-là sont d'autant plus à redouter
qu'eux-mêmes, le plus souvent, ne se savent pas
malades et ne croient pas propager le mal autour
d'eux.

Toutes ces causes de contagion au milieu desquelles nous vivons tous dans les grandes villes,
le sanatorium seul peut les diminuer de nombre
et d'importance.

Voilà pourquoi sur le programme électoral de
ses députés le bourgeois aussi doit faire inscrire
le « *sanatorium populaire, institution d'État* ».

**
* **

Nous avons vu comment, en Allemagne, l'institution d'état des *assurances ouvrières contre la
maladie, contre l'invalidité et la vieillesse,* était
intimement liée à l'existence des sanatoriums
populaires. L'un ne va pas sans l'autre et le principe du sanatorium étant une fois admis, il faut,
du même coup, des lois qui en permettent le
fonctionnement et organisent les assurances. Ainsi
que nous l'avons dit au début, nous ne deman-
dons pas que l'on calque servilement chez nous

ce qui se fait chez nos voisins d'Allemagne. Que le législateur prenne de leur institution ce qui convient à notre caractère et à notre tempérament ; qu'il fasse une « adaptation » à l'usage de l'ouvrier français.

Ici encore le prolétaire, aussi bien que le bourgeois, devraient intervenir auprès de leurs mandataires et exiger d'eux ces lois indispensables. Et ce serait vraiment là un terrain sur lequel l'entente paraît facile à faire, puisque c'est l'intérêt de tous qui se trouve en jeu.

Mais entre autres qualités nous avons en France l'amour passionnément de la contradiction et ne suffit-il pas souvent qu'une idée qui serait facilement nôtre, en tant qu'idée, émane d'un adversaire politique pour nous paraître immédiatement fausse ou tout au moins sujette à caution...

*
* *

Nous avons vu par l'exemple de Grabowsee que la réponse était facile aux objections de dépenses et de frais de constructions. Nous savons qu'il n'est pas nécessaire, à condition de ne pas vouloir faire de bâtiment, de débourser des sommes considérables pour arriver à un résultat pratique. Les idées du Dr Brunon sur les « sanatoriums de fortune » pour les tuberculeux pauvres, dont toute la presse s'est préoccupée ces temps derniers, sont celles auxquelles nous sommes arrivé à la suite de ce dernier voyage en Allemagne.

Mais il faudrait que l'on comprît exactement sa pensée. Le public généralement l'a mal interprétée et range volontiers Brunon comme un adversaire du sanatorium. Celui-ci voudrait qu'on eût le courage d'affronter les grandes causes de tuberculisation et il critique avec raison « ceux qui se réfugient dans la pensée consolante que le sanatorium sera la panacée faisant face à tout ».

Nous abondons dans son sens lorsqu'il raille « la folie de la bâtisse » et demande que l'on fasse toutes les économies possibles sur le bâtiment. Comme lui, nous réclamerons, au lieu de constructions neuves, que l'on utilise des bâtiments existant déjà.

Pénitenciers abandonnés, couvents désaffectés, hospices inhabités, bateaux ne servant plus et à bord desquels on peut faire la « cure marine » que préconise Lalesque ; il ne manque pas en France de locaux dont l'on peut tirer parti et qu'il est facile de transformer à peu de frais à l'usage des tuberculeux.

Si l'on est forcé de bâtir, nous avons encore vu comment il avait été procédé à Grabowsee où

nous renvoyons encore une fois comme type de
sanatorium populaire.

*
* *

Nous avons dit pourquoi nous ne nous étions
préoccupé que du sanatorium populaire pour
lequel nous réclamons l'intervention de l'État et
nous avons rapidement passé sur les sanatoriums
pour riches. De la préférence très nette que nous
donnons au « home sanatorium » suivant la conception de Landouzy, il n'en résulte pas que l'on
doive, d'une façon absolue, condamner le principe
du sanatorium pour riches. Mais encore faudrait-il
que l'on tint un compte plus sérieux des adjuvances
climatériques que l'on ne fait en Allemagne et en
Angleterre. On installe à grands frais des machines
pompeuses où les gens paient fort cher pour geler
en hiver et se cuire en été — alors qu'il serait
tellement plus logique d'avoir des installations
pour chaque saison. En pratique, c'est ce que font
les tuberculeux riches qui passent leur hiver dans
le midi et, qui, l'été venu, s'en vont chercher
l'air frais dans les montagnes de la Suisse. A leur
détriment le plus souvent, car le voyage au printemps avec les sautes brusques de température,
le passage sans transition d'un climat de Riviera
aux humidités froides des Alpes n'est pas sans

inconvénient pour des poumons atteints par la tuberculose.

S'il est un pays au monde qui réponde à ces desiderata, c'est bien une île de terre française, la Corse où, à quelques heures de distance, on trouve, à Ajaccio particulièrement, le climat de Provence, mais sans poussière, mieux abrité des vents du Nord-Est, avec en moins des différences brusques de température, entre le jour et la nuit, entre le soleil et l'ombre — et le climat des montagnes — sans le voisinage encombrant et trop rafraîchissant des glaciers.

Entre ces deux extrêmes, toute une série de climats de transition, qui permettent sans grands déplacements de maintenir toute l'année le malade à une température constante... (1)

---

(1) Cf. James-Henry BENNETT. Winter and Spring on the shores of the Mediterrannean. London, 5th edition, 1875.

Du même auteur. La Corse et la Sardaigne. Paris, Asselin, 1876.

LANDOUZY. Cure de sanatorium simple et associée. — Rapport au Congrès Britannique, juillet 1901.

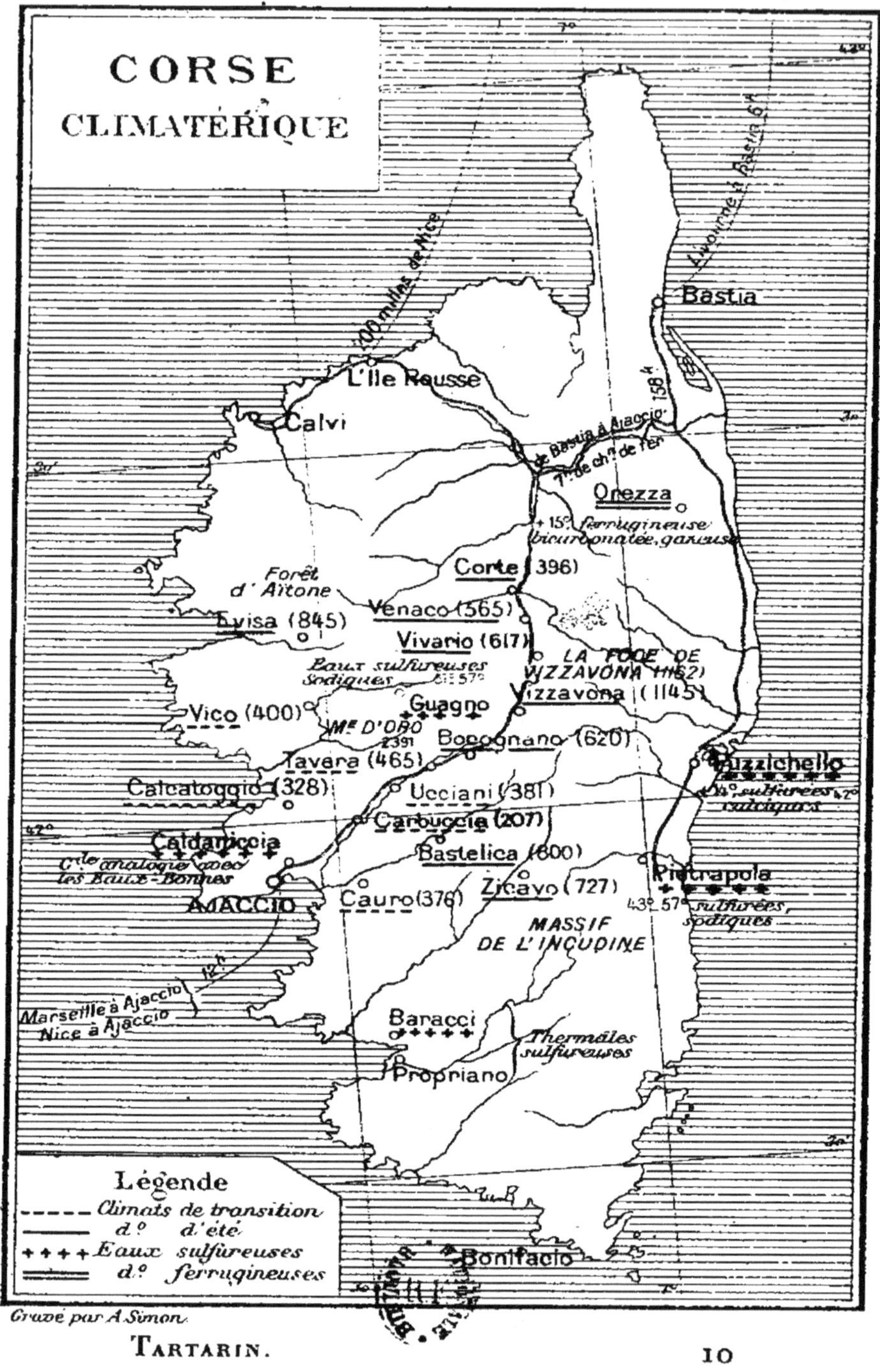

CORSE
CLIMATÉRIQUE
Bastia
L'Ile Rousse
Calvi
Orezza
Corte (396)
Forêt d'Aïtone
Venaco (565)
Evisa (845)
Vivario (617)
LA FORÊT DE VIZZAVONA (1152)
Eaux sulfureuses sodiques
Vizzavona (1145)
Vico (400)
Guagno
Mte D'ORO
Bocognano (620)
Tavara (465)
Puzzichello
Calcatoggio (328)
Ucciani (381)
Carbuccia (207)
Caldaniccia
Bastelica (600)
Pietrapola
Cto analogue avec les Eaux-Bonnes
Cauro (376)
Zicavo (727)
AJACCIO
MASSIF DE L'INCUDINE
Marseille à Ajaccio
Nice à Ajaccio
Baracci
Thermales sulfureuses
Propriano
Légende
Climats de transition
d°   d'été
Eaux sulfureuses
d° ferrugineuses
Bonifacio
Gravé par A. Simon

J'ajouterai toutefois quelques mots sur Ajaccio, le gracieux chef-lieu de la Corse, qui mérite, par l'égalité et la douceur de son climat, de figurer au premier rang de nos stations hivernales françaises.

La température moyenne de l'année y est en effet de 17°,38, d'après M. Charles Guérin, ancien directeur de l'observatoire météorologique de la ville ; la température moyenne de la saison hivernale est de 13°,85, soit un écart de 3°,53 entre la moyenne annuelle et l'hiver ; souvent, d'après le même savant, la variation thermique diurne ne dépasse pas 2° ; les soirées sont particulièrement d'une remarquable uniformité de tiédeur.

La pression barométrique est presque invariable à 760^{mm} ; d'après le Pr Nosadowski, dans un espace de quatre années, dix jours de pluie seulement ont été observés du 1er octobre au 3o avril, et une journée sans soleil même par les jours de pluie a été exceptionnelle.

Nonobstant la sécheresse exagérée est loin

d'être la caractéristique de l'atmosphère ajac-
cienne; celle-ci, protégée en effet contre les vents
du Nord, par la chaîne de hautes montagnes qui
enclave Ajaccio, est presque exclusivement alimentée par les courants du Sud, qui lui arrivent
à travers l'immense nappe méditerranéenne,
chargés d'humidité marine, et dépouillés ainsi de
toute action nocive sur les voies pulmonaires.

L'emplacement, sur lequel est bâtie la ville
d'Ajaccio, est constitué par un sol granitique,
en vertu duquel la poussière, même par les courants les plus forts, y est totalement inconnue;
il est inutile d'insister sur la valeur incomparable
de ce privilège chez les bronchitiques de tout
genre.

De nombreux malades sont adressés annuellement au climat d'Ajaccio: cardiaques, rhuma-
tisants, goutteux.

On y envoie aussi, depuis quelques années
surtout, des prétuberculeux, candidats à la tuberculose, et menacés de toute sorte qui viennent séjourner plus ou moins longtemps sous
son ciel enchanteur, pour y rechercher préven-
tion et immunité contre la tuberculose.

La phtisie au premier degré est notamment
curable à Ajaccio, plus que partout ailleurs en
Europe, avec toutes les variantes de l'aérothéra-
pie à l'ordre du jour.

Quant aux phtisiques cavitaires, l'air d'Ajaccio leur convient à point par sa pureté et son uniformité thermique ; dans la plupart des cas, qui sont unilatéraux et limités, on ne tarde pas à voir la fièvre tomber, d'où résulte un temps d'arrêt, voire même rétrocession cicatricielle.

Jusqu'à ce jour Ajaccio n'a pas été doté d'un sanatorium fermé, destiné à la cure exclusive de la tuberculose : et cependant quel endroit au monde pourrait être mieux choisi soit pour l'édification d'un sanatorium populaire, soit pour celle d'un sanatorium bourgeois?

Mais, en attendant, toute la ville d'hiver, avec ses hôtels du dernier confortable, et ses villas ensoleillées sur les bords de la mer, constitue en somme une série de home sanatoriums, à pavillons multiples et isolés, dans lesquels chaque malade peut y être soigné à son gré par le médecin de son choix !

Avant de terminer ces conclusions, nous ferons remarquer que, sans nier l'importance toujours croissante du sanatorium comme élément de la lutte antituberculeuse, nous ne devons pas cependant emboîter le pas à l'Allemagne dans son « tout aux sanatoriums ».

Dans ce pays, où l'usage de l'air marin est à peu près interdit par le climat, on a pu, grâce à l'assurance ouvrière obligatoire, réunir des capitaux immenses et couvrir le sol de nombreux sanatoriums, merveilleusement organisés pour les classes ouvrières ; c'était la seule ressource que le socialisme d'État pût invoquer et qu'il a réalisée admirablement.

En France, assurément cette institution naissante a sa raison d'être, autant peut-être qu'en Allemagne, et elle a déjà rendu de précieux services ; mais jusqu'à nouvel ordre ses progrès, dus à l'initiative privée, sont limités, et en face de la tuberculose, une véritable prophylaxie devra être économique, ou elle sera stérile. Or jusqu'ici la prophylaxie coûteuse a été seule entreprise et poursuivie.

La suppléance du sanatorium par l'assistance marine de l'enfance débile et rachitique se présente naturellement à l'esprit, d'autant plus que nous avons toute une surface de côtes, qui pourraient être utilisées dans des conditions économiques, inconnues aux sanatoriums de plaine ou de montagne ; c'est ce que vient d'établir le Pr Landouzy, dans une lumineuse monographie, que nous allons résumer, en lui faisant quelques emprunts (1).

---

(1) *Presse médicale* des 26 et 30 octobre 1901, n°s 87 et 88.

Répartis entre la mer du Nord, l'Atlantique et la Méditerranée, nos 24 hôpitaux marins (voir carte de l'armement) populaires peuvent recevoir 3 923 enfants, s'ils séjournent une année ; 7 846, s'ils y restent 6 mois. C'est là un privilège exclusif à la France ; car en aucun pays, même en Italie, les sanatoriums marins populaires ne sont à même d'offrir un pareil secours aux enfants débiles, scrofuleux, rachitiques, tuberculeux ou menacés de le devenir (1).

Nos hôpitaux marins, avec Berck en tête, véritable place forte cosmopolite du traitement du rachitisme et des tuberculoses externes, n'ont jusqu'à ces derniers temps joué qu'un rôle curatif ; cependant cette série de dystrophiques, d'adénitiques et de tarés de toutes sorte, constitue une légion de *menacés* et de candidats à la tuberculose ; et chez eux le séjour à la mer opère des merveilles, faisant d'enfants malingres des individualités transformées, des constitutions et des tempéraments renouvelés.

« A ce titre, ce serait absolument méconnaître la thalassothérapie, que, la réservant au traitement des seuls malades, de ne pas s'en servir comme moyen *préventif* contre la tuberculose. C'est à

---

(1) Les établissements italiens sont ouverts l'été seulement, et ne possèdent pas notre gamme climatérique.

la mer pour des semestres entiers, qu'il nous faut
savoir envoyer toute cette pléïade de lymphati-
ques (pourvu qu'ils ne soient point éréthiques)
qui, s'y succédant les uns aux autres, encom-
brent les hôpitaux et les hospices d'enfants. »

« Si le principal de nos ressources maritimes
a, jusqu'ici, été considéré presque exclusivement
comme instrument de cure, il faut que de ces
ressources merveilleuses nous sachions tirer meilleur parti, en en faisant ce qu'elles devraient
être, une arme *préventive*, s'adressant aux enfants
déchus, et menacés *avant* qu'ils ne deviennent
malades. »

C'est avec cet esprit nouveau, envisageant les
hôpitaux marins comme des maisons de puériculture, comme des organes d'hygiène thérapeutique et de médecine préventive, que se sont
fondés successivement les sanatoriums parisiens
de Saint-Trojan, d'Hendaye et de Banyuls, le
sanatorium bordelais d'Arcachon et la maison de
Roscoff, libéralité de la marquise de Kergariou.

Le Pr Landouzy constate qu'en dépit des
merveilleuses ressources qu'offrent nos 24 hôpitaux marins, ils ne sont ni connus, ni utilisés,
et qu'ils sont insuffisamment fréquentés, sauf
pour les 200 lits d'Hendaye, toujours occupés ;
le séjour des pupilles de la Ville de Paris y est
limité à six mois au maximum.

Mais la vraie raison pour laquelle nos grandes villes et nos départements usent si peu de l'assistance marine réside dans l'ignorance en laquelle les unes et les autres se trouvent vis-à-vis de nos sanatoriums et hôpitaux marins. Aussi, en parfaite harmonie avec le maître, reproduisons-nous le vœu suivant :

« A ce propos, il serait désirable que les Conseils généraux fussent informés du bien qu'ils pourraient faire par l'*assistance marine* largement accordée. Pour ce, il serait opportun que chacune de nos préfectures possédât la *carte de l'armement antituberculeux*, de façon que les Conseils généraux connussent ceux de nos hôpitaux marins les moins distants de leur département, dont le séjour bénéficierait à tant d'enfants destinés à composer la population pitoyable de nos hôpitaux de *chroniques*. Comme si les hôpitaux de chroniques infantiles n'étaient pas des non sens thérapeutiques autant que des gaspillages économiques ; comme si nos grandes villes ne devraient pas se refuser à construire pareils hospices ; comme si la radiation lumineuse, l'air iodo-salin, comme si la campagne n'étaient pas pour nos *chroniques* les meilleurs agents de matière médicale.

« Il faut que, pour cette question de l'*assistance marine*, les Conseils généraux, eux aussi, mettent à l'ordre du jour de leurs sessions les voies et moyens de se défendre contre la tuberculose. Il faut qu'ils soient saisis de cette question comme ils sont saisis d'affaires d'épizooties ou de phylloxera ; il faut qu'ils sachent qu'il n'est pires économies que celles qui se font au chapitre de la santé publique. Il faut que tous, tant que nous sommes, nous soyons conquis à la justice de l'adage, aujourd'hui encore gravé au fronton du vieil arsenal de Venise : *Si vis pacem, para bellum,* que, librement, nous traduisons : *Si tu veux la santé, prépare la guerre à faire aux maladies.* »

Dans le même ordre d'idées, les *colonies rurales des écoles* et *de vacances* méritent, autant que les hôpitaux marins, de fixer la sollicitude des philanthropes et des pouvoirs publics, à titre d'armes préventives contre la tuberculose ; aussi inconnues du grand public, voire même du public médical, que l'assistance marine, elles doivent être vulgarisées par tous les moyens en notre pouvoir.

« Il y va de l'intérêt général que l'on sache que parmi nos armes préventives, les colonies de vacances sont des meilleures, la résistance à la maladie, particulièrement la résistance à la contagion tuberculeuse, étant singulièrement renforcée par la vie au grand air, surtout pour les enfants vivant dans les logements où l'espace est compté et l'air vicié par toutes sortes de promiscuités.

« Il y va de l'intérêt des familles aisées de se soucier, elles aussi, de cette question comme de toutes celles qui regardent la santé publique ; à défaut des nobles sentiments de solidarité, l'égoïsme ne nous pousserait-il pas à souscrire à l'œuvre des colonies scolaires de vacances, puisque, la santé de chacun étant faite de la santé de tous, il ne saurait être indifférent à personne que, par le monde, le nombre des tuberculeux contagionnants allât en diminuant au lieu de progresser. »

Les demi-colonies, que nous n'avons pas chez nous, sont spéciales à la ville de Berlin, et doivent nous servir d'exemple à suivre. Elles sont instituées pour des enfants moins faibles que ceux des colonies, voire même bien portants à qui, pendant les grandes chaleurs, on a voulu procurer, pendant une large demi-journée, l'avantage des vacances complètes, dont bénéficient les enfants des classes aisées.

« De midi à huit heures, les enfants de Berlin sont emmenés hors la ville, dans les bois et vers les lacs limitrophes, avec transport gratuit, soit par trains spéciaux, soit par tramways électriques, bateau à vapeur et omnibus ; ils débarquent devant l'abri spécial, le baraquement léger installé à leur intention dans la forêt ou près du lac. Le goûter, lait et tartines, est servi sur de longues tables ; puis ce sont les jeux, les promenades, les bains, les chœurs chantés. A sept heures sur les mêmes tables se dresse le souper ; à huit heures, on retourne à la ville pour recommencer le lendemain, et pendant toute la durée des vacances (1). »

Il existe aussi en Allemagne des excursions scolaires, qui ont lieu trois fois par semaine.

Demi colonies et excursions sont singulièrement favorisées par la gratuité du transport en chemin de fer, dont l'exploitation appartient à l'État, par l'esprit séculaire de décentralisation, qui a survécu à l'unité allemande, et par la vie à meilleur marché qu'en France.

---

(1) L. FIELDER. *Loc. cit.*, p. 1081.

CHARTRES. — IMPRIMERIE DURAND, RUE FULBERT.

www.ingramcontent.com/pod-product-compliance
Lightning Source LLC
LaVergne TN
LVHW050751200726
843507LV00001B/98